肩痛康复治疗百问百答

附肩痛患友居家运动康复指导

● 主编 姜丽 ● 副主编 岳博宇 张婷

SPM
南方传媒
广东科技出版社
全国优秀出版社
·广州·

图书在版编目（CIP）数据

肩痛康复治疗百问百答：附肩痛患友居家运动康复指导 / 姜丽主编. —广州：广东科技出版社，2024.6
ISBN 978-7-5359-8248-3

Ⅰ.①肩⋯ Ⅱ.①姜⋯ Ⅲ.①肩痛—康复 Ⅳ.①R681.5

中国国家版本馆CIP数据核字（2024）第014338号

肩痛康复治疗百问百答：附肩痛患友居家运动康复指导
Jiantong Kangfu Zhiliao Baiwen Baida：Fu Jiantong Huanyou Jujia Yundong Kangfu Zhidao

出 版 人：严奉强
责任编辑：李　旻
装帧设计：友间文化
责任校对：李云柯
责任印制：彭海波
出版发行：广东科技出版社
　　　　　（广州市环市东路水荫路11号　邮政编码：510075）
销售热线：020-37607413
https://www.gdstp.com.cn
E-mail：gdkjbw@nfcb.com.cn
经　　销：广东新华发行集团股份有限公司
印　　刷：广州市彩源印刷有限公司
　　　　　（广州市黄埔区百合3路8号）
规　　格：787 mm×1 092 mm　1/16　印张12.5　字数250千
版　　次：2024年6月第1版
　　　　　2024年6月第1次印刷
定　　价：58.00元

如发现因印装质量问题影响阅读，请与广东科技出版社印制室联系调换（电话：020-37607272）。

编委会

主　编：姜　丽

副主编：岳博宇　张　婷

编　委：（按姓氏音序排列）

程致远　东莞东华医院

冯慧婷　中山大学附属第六医院

郭纪生　南方医科大学

贺涓涓　中山大学附属第三医院

槐雅萍　深圳市龙华区中心医院

简文杨　中山大学附属第六医院

姜　丽　中山大学附属第六医院

解东风　中山大学附属第三医院

赖　鑫　中山大学附属第六医院

李海红　南方医科大学附属第三医院

刘　倩　香港科技大学（广州）

陆飞宇　桂林市中医医院

卫小梅　中山大学附属第三医院

叶超群　空军特色医学中心

岳博宇　中山大学附属第三医院

张　婷　武汉市中心医院

张伟超　中山大学附属第六医院

张源泉　中山大学附属第六医院

秘　书：王庄富　中山大学附属第三医院

　　　　郭梦霞　中山大学附属第六医院

插　图：李振兴　李铭泉

视频录制：张源泉

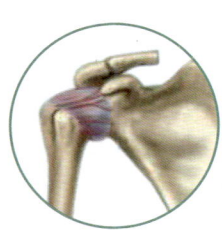

序

　　医学知识的科学普及工作对于广大人民群众来说非常重要，近些年来该项工作也得到了国家层面的高度重视，国家从多方面制定了相关政策来加强推动医学知识的普及，这是实现"健康中国梦"的重要环节。

　　康复医学是一门和大众日常健康状况密切相关的学科。在康复医学医教研领域深耕了20多年的姜丽教授，她结合工作实践，怀着让更多人受益的朴素想法，主编了这本《肩痛康复治疗百问百答：附肩痛患友居家运动康复指导》。该书由10多位康复医学的工作者共同编写，内容翔实，图文并茂，通俗易懂，科学性与趣味性俱佳。书中从肩关节基础的结构、功能到康复治疗的具体细节一一予以讲述，写作风格亲切，随书配赠的运动康复视频实操性强，相信读者一定能够从中获益，更好地面对和解决生活或运动中出现的"肩痛"问题，使自己生活得更加轻松愉悦。

　　本人身边的一些朋友也曾经因为各种原因导致

"肩痛"等肌骨问题而找我咨询或让我介绍康复医师诊治，我经常把他们推荐给姜丽教授帮忙解决，朋友们均得到非常满意的疗效，对姜丽教授赞誉有加。姜丽教授在该领域从基础理论到临床研究均有较深的造诣，并有美国研学的经历，对于各种原因导致的肌骨临床问题有着深刻的认识与实践，这本科普著作的出版是对她用心工作的最好诠释。

文卫平

2024.4于广州

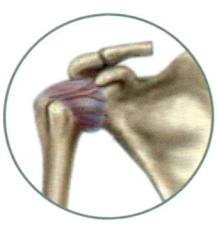

前　言

　　我从事康复科工作二十多年了，在工作中接触了大量急、慢性肩痛患者（肩痛患者占康复科就诊患者的30%~40%），深刻体会到普通老百姓对常见肩痛疾病认识的不足，以及认知的误区。

　　肩痛是一种常见症状，也是容易被罹患人群轻视的症状。很多人抱着"拖一拖就好了"的心态，在对自身病情不甚了解、对肩痛相关疾病认识不足的情况下，往往采取"或许跟上次一样，等两天就好了""今天疼痛好像比昨天轻些，没准明天就不痛了""最近太忙，等过一阵再去医院"的"等一等"心态，错失最佳诊疗时机，进而将原本病情简单的肩痛问题拖成复杂、迁延难愈的肩痛问题。在工作中，我常常惋惜有些患者因来得太晚，而不得不花费大量时间和精力去治疗。

　　当然，即便知道去寻求医生帮助，也不乏走错科室、接受的诊断评估不规范、未选对治疗方法等原因，导致肩痛患者看病走了很多弯路。因此，门诊也常遇到原本可通过规范康复诊疗早期治愈，却演变为慢性肩痛的案例。

在中山大学附属第六医院的大力支持下，本人牵头组织编写了这本以肩痛康复为主题的科普书。我们的作者团队为长期在临床一线工作的康复科医生、治疗师、护士及医学科普工作者。我们期望通过本书，普通老百姓能对常见肩痛疾病多一些了解，重视肩痛疾病，避免盲目诊疗，缩短肩痛发病后等待就医的时间，减少非必要的就医费用，减少因疼痛和功能受限对生活质量的不良影响。

感谢中山大学附属第六医院为推动医学知识普及所做的努力。愿通过本书更新读者您对肩痛疾病的认识。

姜丽

2024年1月

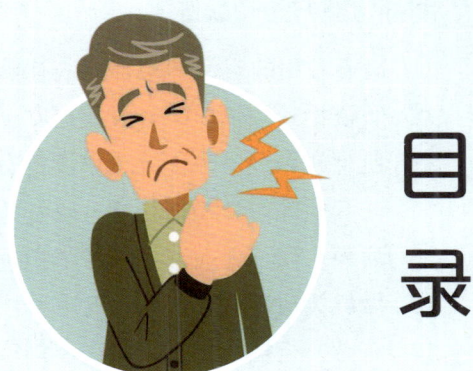

目录

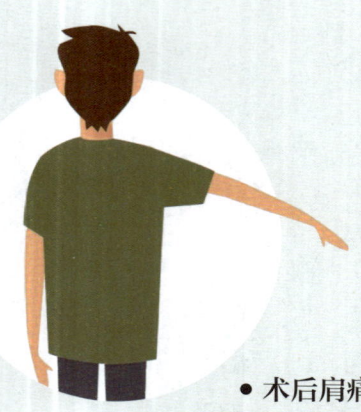

第五篇

其他原因导致的肩痛

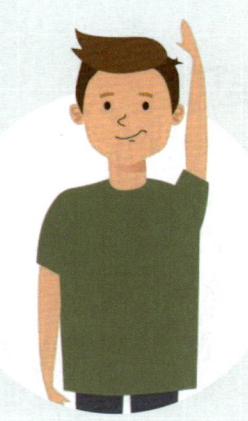

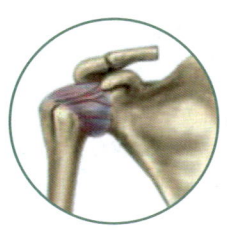

引　言

　　本书编者团队成员从事颈肩腰腿疼痛疾病的康复诊疗、教学和研究工作20余年。在多年的工作中，肩痛患友常常向我们提出各种与肩痛诊疗相关的问题，我们总结了一下，分为以下几类。

　　1. 得了什么病？（涉及肩痛诊断） 由于对肩关节结构和所患的疾病缺乏基本了解，患友常常混淆肩痛、颈痛和颈肩痛，或把肩痛一概当作肩周炎，这些对肩痛诊断的误解导致患友在就医时针对性不足，看病走了弯路。

　　2. 要怎么治疗？（涉及康复治疗） 部分患友认为，只要多休息，肩痛自然就能痊愈；也有患友认为吃药才是治疗肩痛疾病的主要方法，不需要康复治疗；还有些术后患友因惧怕疼痛而拒绝康复治疗，最终因治疗不及时而影响疗效。

　　3. 康复治疗要做多久？（涉及治疗的规范性）部分患友嫌麻烦，不遵医嘱接受规范康复治疗、对治疗方案依从性差，导致病程迁延为慢性。

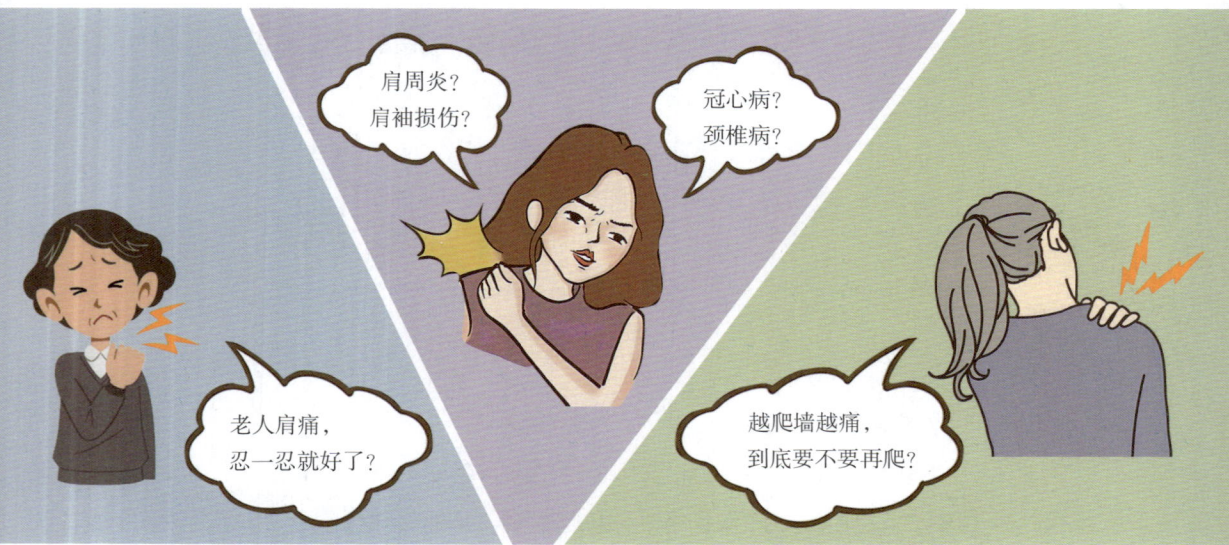

　　出现上述情况，除肩痛疾病本身具有复杂性和多样性外，患友或其家属对肩痛相关疾病的基础知识、医学检查方法和规范康复诊疗技术缺乏了解也是原因之一。因此，我们期待通过本书，用专业的知识引导患者正确认识肩痛疾病，看病少走弯路，了解康复治疗方法，主动配合实施诊疗方案，早日告别肩痛。

　　来，让我们循序渐进地开始吧。

PART 1

第一篇
了解你的肩膀

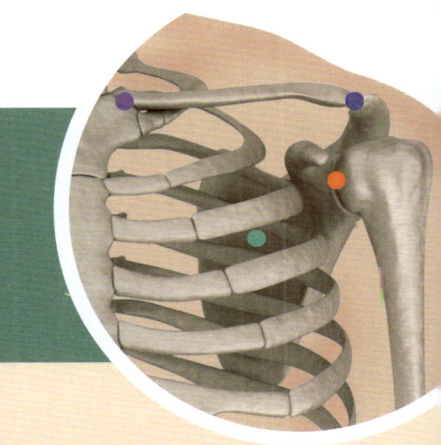

　　在这一篇，我们先来讲一讲肩关节构成的基本知识，有助于肩痛患友理解自己的肩疼问题。

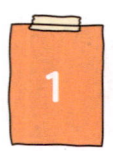
1 肩关节和肩关节复合体有何不同？

　　我们日常所说的"肩关节"仅指盂肱关节。事实上，**真正的肩关节是一个"复合体"**，由盂肱关节、肩锁关节、胸锁关节和肩胛胸壁关节四个关节组成，在肩关节复合体中，这四个关节都有各自独立的运动方向和运动范围（图1-1）。

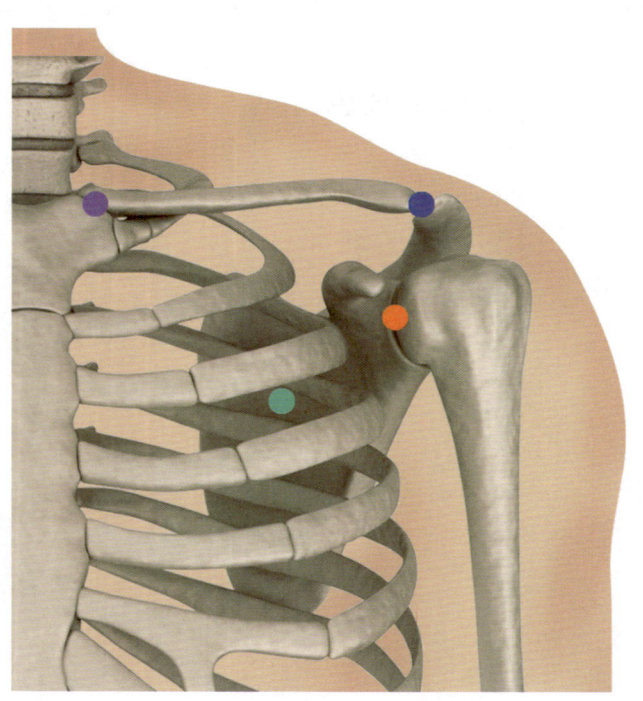

● 盂肱关节
● 肩锁关节
● 胸锁关节
● 肩胛胸壁关节

图1-1　肩关节复合体的构成

2 灵活又稳定的盂肱关节有哪些构造特点呢？

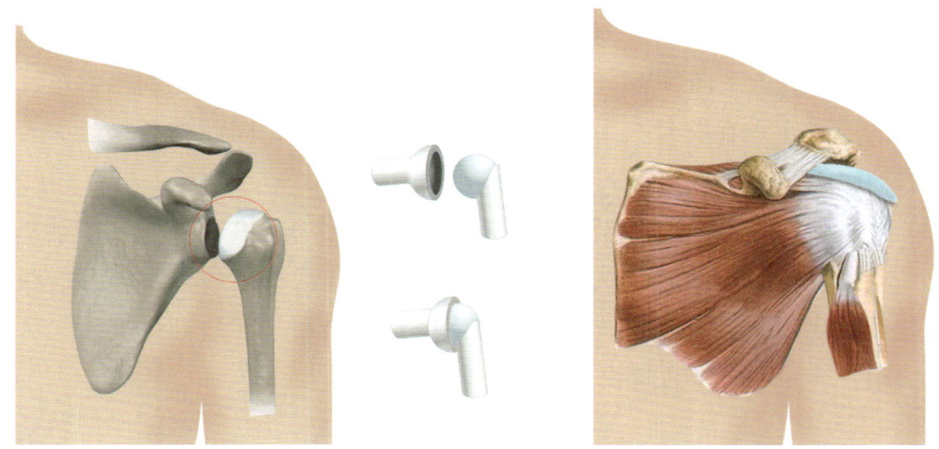

图1-2　盂肱关节的构造及周围组织

　　盂肱关节是一种球窝关节构造，肱骨头是这个球窝关节里的"球"，肩胛骨上的关节盂相当于"窝"（图1-2）。从示意图上，我们可以发现这个"窝"（关节盂）的空间并不能完全容纳"球"（肱骨头）的体积。如果把肱骨头比做一个高尔夫球，那么关节盂的大小则相当于人民币的1元硬币，这种球窝关节的构造为肩关节提供了大范围灵活运动的可能性，同时也降低了肩关节的稳定性，因此，肩关节是全身最易脱位的关节之一。

　　保证盂肱关节稳定性的组织结构包括覆盖在盂肱关节表面的关节囊、关节囊上附着的韧带，它们可限制盂肱关节过大范围运动并避免肱骨头在关节内过度移动；在关节囊和韧带的外层还有肩袖肌群和肱二头肌肌腱等结构，它们通过主动收缩增加肩关节的稳定性。

3 医生说我是肩袖损伤，"肩袖"是指什么？

　　"肩袖"肌群是紧密围绕着肩关节的一群肌肉的统称。这群肌肉由冈上肌、冈下肌、小圆肌、肩胛下肌等四块肌肉组成，分布在肩关节的前方、上方和后方（图1-3）。肩袖肌群是维持肩关节正常运动的主力军，它们的肌腱止点在肱骨头上，像套在关节上的袖套，因此被形象地称为"肩袖"。

　　肩袖在肩关节的灵活性和稳定性上发挥很大作用，由于日常使用频率较高，其常受各种因素干扰，容易损伤。中老年人群的肩袖常因劳损和退化而发生退行性变损伤；运动爱好者或运动员由于对肩袖过度或大负荷使用，容易发生肩袖撕裂、钙化等损伤。

● 冈上肌　　　　　　　　　　　● 冈下肌
● 肩胛下肌　　　　　　　　　　● 小圆肌

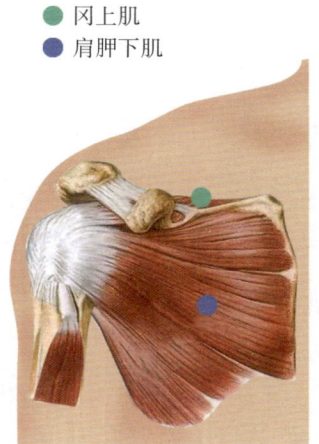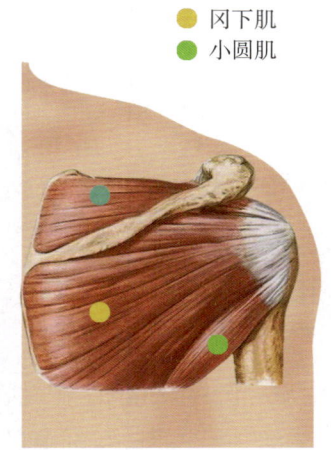

肩胛前面　　　　　　　　　肩胛后面

图1-3　肩袖肌群的构成

4 ## 正常肩关节复合体的活动方向和范围是怎样的？

（1）盂肱关节　有三个运动平面，分别是内收-外展、前屈-后伸和内旋-外旋（图1-4）。

1）内收-外展　盂肱关节只允许外展120°，肩关节充分外展180°是肩胛骨上旋60°和盂肱关节外展120°相结合的结果。

2）前屈-后伸　屈曲120°和后伸45°。与外展一样，肩关节前屈180°是盂肱关节屈曲120°加上肩胛骨上旋60°的结果。

3）内旋-外旋　当发生内旋和外旋时，通常也伴随肩胛骨的前伸和后缩。

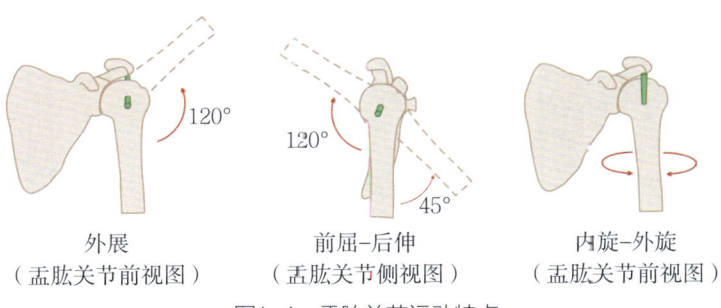

| 外展
（盂肱关节前视图） | 前屈-后伸
（盂肱关节侧视图） | 内旋-外旋
（盂肱关节前视图） |

图1-4　盂肱关节运动特点

（2）胸锁关节　有三个运动平面，分别是在近似冠状面上提45°、下降10°，在水平面前伸和后缩15°～30°，以及轴向旋转（图1-5）。

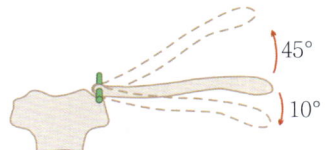

以前后轴为轴心上、下方向运动
（胸锁关节前视图）

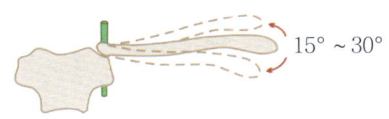

以前垂直轴为轴心前、后方向运动
（胸锁关节前视图）

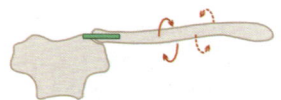

以接近水平轴为轴心向后旋转（后旋）及向前旋转
（前旋）（胸锁关节正视图）

图1-5　胸锁关节运动特点

（3）**肩锁关节**　此处围绕不同运动轴分别进行上下旋转、内外旋转及前倾、后倾的动作（图1-6）。

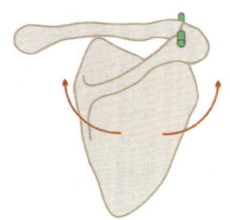 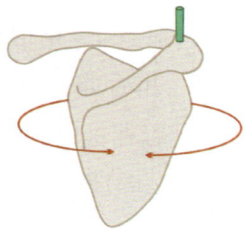 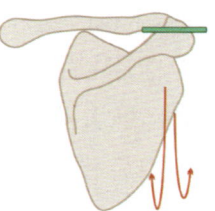

以前后轴为轴心上旋、下旋　　以垂直轴为轴心内旋、外旋　　以水平轴为轴心前倾、后倾
（肩胛骨后视图）　　　　　　　（肩胛骨后视图）　　　　　　（肩胛骨后视图）

图1-6　肩锁关节运动特点

（4）**肩胛胸壁关节**　此处进行的是肩胛骨相对胸廓的运动。它的运动方向分别是上提和下降、前伸和后缩、上旋和下旋（进行手臂上抬时产生的动作）（图1-7）。

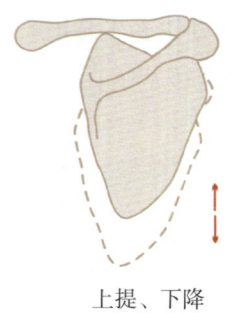 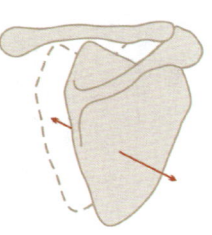 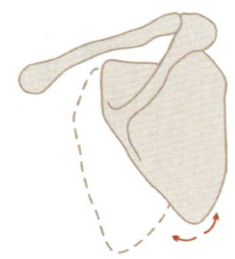

上提、下降　　　　　前伸、后缩　　　　　上旋、下旋
（肩胛骨后视图）　　（肩胛骨后视图）　　（肩胛骨后视图）

图1-7　肩胛胸壁关节运动特点

5 肩关节复合体如何实现完美的肩关节运动?

在构成肩关节复合体的各关节结构和功能正常的前提下，各结构间相互配合、协调运动，联合实现完美的肩关节活动。比如，每2°盂肱关节运动伴有1°的肩胛胸壁运动，因此，要实现肩关节正常的前屈活动范围（180°），需要盂肱关节产生120°的活动范围，肩胸关节同时产生60°的活动范围，两个关节活动范围相加，才能实现肩关节复合体正常范围的前屈活动（图1-8）。

如果肩胛骨不产生运动，那么肩关节的主动前屈活动只有90°，被动活动范围仅有120°。在此范围下，双手将无法举过头顶，所有与上举相关的肩关节活动均会受限，穿衣、沐浴、如厕等日常生活活动将受到影响？热爱网球、羽毛球等球类运动的患友将无法灵活完成打球、挥拍等动作。

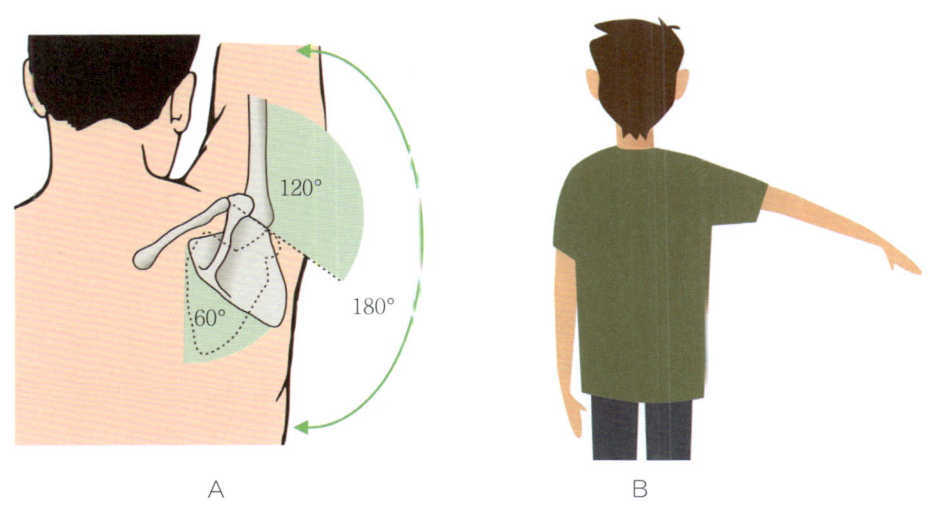

A   B

图1-8 肩关节复合体正常活动（A）及活动受限（B）示意图

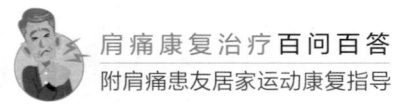

小提示

　　只有在构成肩关节复合体的各个关节功能正常的前提下，各关节相互配合、协调，我们才能完成肩部各方向的灵活运动。前述四个关节中任意一个出现病变，都会影响肩关节复合体的活动。

PART 2

第二篇
肩痛患友诊前须知

在日常工作中，我们发现一些患友常常由于各种原因不愿去医院就诊。常见理由有以下几种：

- 肩痛很常见，忍一忍就好了。
- 不知道去哪个专科看诊。
- 医院人多，排队时间长，就诊麻烦。

那么，在就诊前，患友不妨多储备一些知识吧。

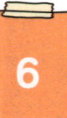
6 什么状况下的肩痛，要去医院看医生？

与以下状况相关的肩痛，应及时前往医院就诊。

1）跌倒、搬抬重物或拉伤后肩痛。

2）伴有肩关节活动受限的肩痛。

3）伴有肩部皮肤红肿、发热的肩痛。

4）肩部手术后活动受限并伴肩痛。

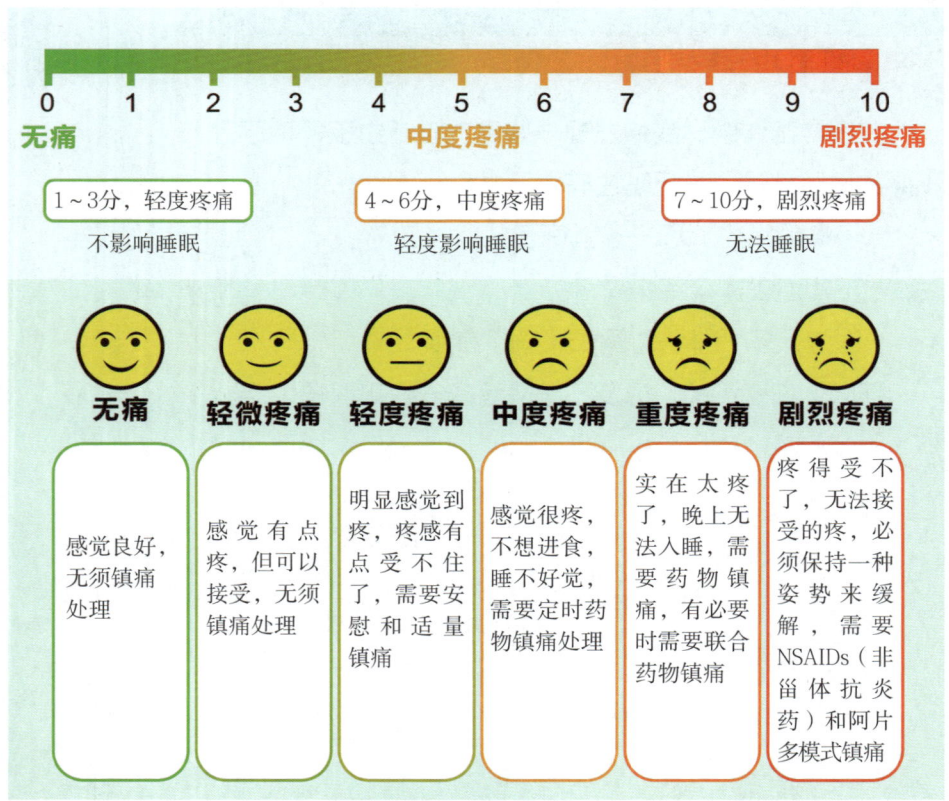

图2-1　VAS疼痛评估量表（0～10分）

5）疼痛持续2周仍不能缓解。

6）同时伴发其他关节疼痛的肩痛。

7）中、重程度的肩痛（使用VAS疼痛评估量表进行评估，图2-1）。

8）慢性肩痛突然症状加重，对生活造成持续不良影响。

9）有糖尿病或心脏病等基础疾病的患友出现不明原因的肩痛。

小提示

中老年人群切莫轻视肩痛，尤其是伴有活动受限的肩痛，若慢性疼痛出现急性加重的情况，要抓紧时间就诊并进行规范诊疗。

7 # 肩膀动起来嘎嘎响，需要看医生吗？

（1）肩关节弹响的主要诱因有两方面

1）肩关节周围的软组织（肌腱、韧带等）与骨面发生摩擦而产生弹响，可通过特定动作反复引出。

2）关节囊内的气体因关节运动被挤压而产生声响，类似掰手指产生的弹响，短时间内不会重复出现。

（2）肩膀嘎嘎响是否需要就医呢？从两方面进行判断

1）如发生弹响时，肩关节同时出现疼痛或其他不适，并影响肩关节正常运动。

2）与正常侧肩关节对比，弹响侧肩关节活动度明显减小或增加。

如果存在以上任意一点，建议您及时就医。

小提示

应避免反复进行会引起弹响的肩部运动，反复的摩擦刺激易导致肩关节及周围软组织损伤。

8 长时间对着电脑工作后出现颈肩疼痛，要去看医生吗？

有数据显示，每天对着电脑工作的人群，50%都经历过颈肩疼痛。由于罹患的疾病和病情严重程度各不相同，每个人疼痛的程度和疼痛持续时间也不同，有些人表现为休息后缓解，有些人通过理疗或者按摩缓解，也有些慢性颈肩疼痛人群需使用药膏、药酒等方法缓解。

但如果经过上述处理，疼痛在一个月内仍反复发生；或者虽然经过处理，但仍遗留轻到中等程度疼痛（VAS疼痛评分3分以上），就应及时前往医院寻求专科医生诊治，通过医生规范治疗尽快明确诊断、评估病情、缓解疼痛；同时，通过医生的全面康复评估，明确导致自身颈肩痛反复发作的原因，了解所患疾病，学习正确的颈肩日常保健知识，达到预防颈肩痛反复发作的目的。

小提示

长期对着电脑工作导致颈肩疼痛的常见原因是颈肩肌筋膜炎，如果合并手部麻木也不能排除神经根型颈椎病。肌筋膜炎的特点是休息后疼痛缓解，劳累后加重，反复发作。慢性颈肩肌筋膜炎反复发作也是导致颈椎病的常见原因之一。

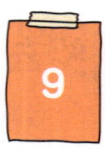
9 医院有哪些专科可看肩痛？这些专科有何不同？

在综合性大医院里，可以接诊肩痛的临床专科有6个，包括骨科、风湿科、针灸科、中医科、康复科、疼痛科。

（1）不同专科，看诊肩痛疾病的特色及范畴有所不同　骨折、肌腱完全断裂、肿瘤疾病引发的肩痛，首选骨科就诊。肩周肌肉劳损、滑囊炎、关节退行性炎症，或轻度运动损伤等原因造成的肩痛等，首选康复科和针灸科就诊。风湿和类风湿等免疫系统疾病引发的肩痛，首选风湿科进行全面检查和规范治疗。

（2）不同专科所擅长的治疗技术不同　骨科擅长手术治疗疾病；风湿科擅长使用各种药物治疗；中医科是在中医理论的指导下，通过口服或外用中药来治疗肩痛；针灸科是在经络学的指导下，运用针刺疗法、灸法、推拿、拔罐等方法来缓解肩痛。

（3）康复科是肩痛治疗手段最丰富的科室　康复科的特色治疗方法包括专业的理疗、运动康复训练、超声影像引导精准定位注射、疼痛心理治疗等，有些医院的康复科还包括针灸等传统治疗方法。

小提示

无论去以上哪个专科就诊，如果规范治疗半个月后肩痛仍不能减轻，应及时和医生沟通病情和治疗方案。

10　我的肩痛处于急性期还是慢性期？

　　肩痛发病在1个月以内，称急性期，发病超过3个月称为慢性期。 患者可以根据自己的发病时间自行判断。

　　虽然急性期和慢性期是用来判断病程时间长短的分期，但若病情进入慢性期，则体现出病情的顽固性和复杂性，但这并不意味着病情严重到无法治愈。另外，大部分肩痛都是良性病变，恶性疾病导致肩痛的患病率较低，患者往往因各种主、客观因素未能及时就诊，造成病情拖延至慢性病程。无论是急性期还是慢性期肩痛，均要尽早诊治（图2-2）。

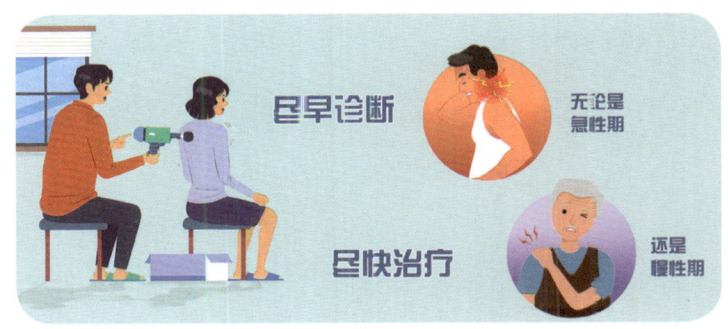

图2-2　急、慢性肩痛均要尽早诊治

小提示

　　尽管病情的急、慢性分期对患友预后有一定影响，但这并不是病情结局的决定性因素。患友断不要因为肩痛处于慢性期就丧失治愈疾病的信心，应积极配合专科医生治疗，争取最大程度治愈，恢复至正常生活和功能的状态。

PART 3

第三篇

肩痛检查方法有哪些？

　　对于肩痛患友，接诊医生需要根据其病史、体格检查结果，甚至结合必要的影像学检查和实验室检查结果进行综合分析、判断，才能得出具体结论。在本篇中，我们将对常用的检查方法及其优缺点、注意事项等进行介绍。

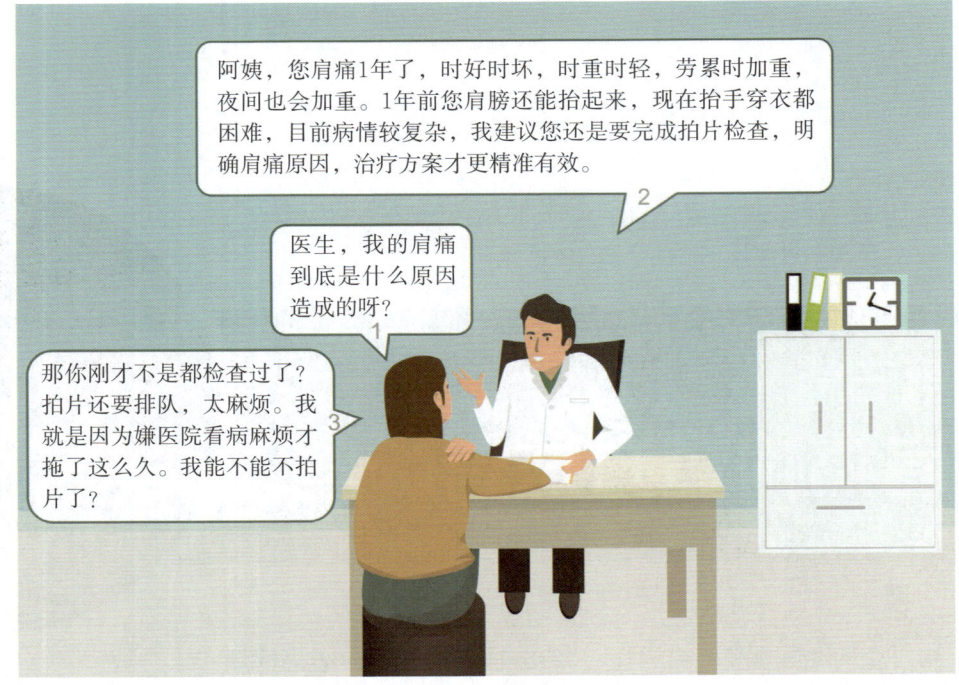

图3-1 必要的影像检查有助于明确肩痛诊断

 **11** 肩痛常用的影像学检查方法有哪些？这些检查方法有什么不同？

必要的影像检查有助于明确肩痛诊断（图3-1）。X线、CT、MRI（磁共振成像）都是常用的影像学检查方法。

X线检查就是医生常说的"拍片""照片"。该检查方法主要用于观察肩关节骨头的情况，比如：肩部是否骨折？肩关节是否脱位？骨头上有无长骨刺/肿瘤？上述这些与骨相关的病变都可以通过X线检查发现（图3-2）。

CT检查通过逐层扫描的方式来发现骨病变，还可通过三维成像技术多角度观察病灶，对微小病变更有优势，如X线片易漏诊的微小骨折（图3-3）。

　　MRI检查可发现肩关节内积液、肩周滑囊炎、肌腱断裂等病变。尤其在判断肩袖损伤和盂唇损伤方面比CT检查更有优势，MRI还可显示颈肩部神经组织病变。

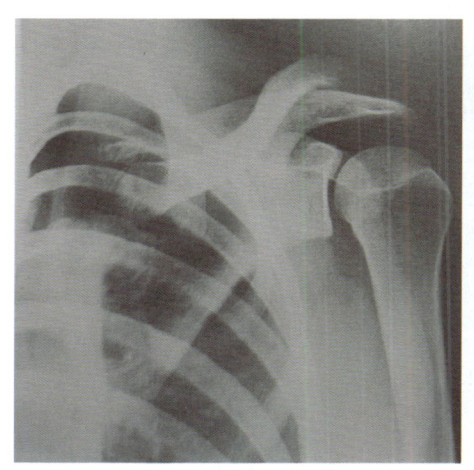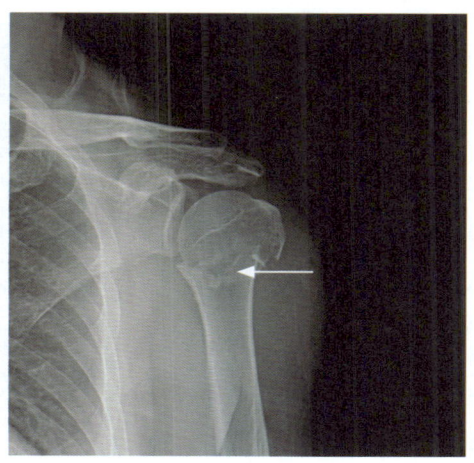

A　　　　　　　　　　　　　　　　　B

图3-2　肩关节X线影像
A.正常肩关节；B.肱骨头骨折（箭头所示）。

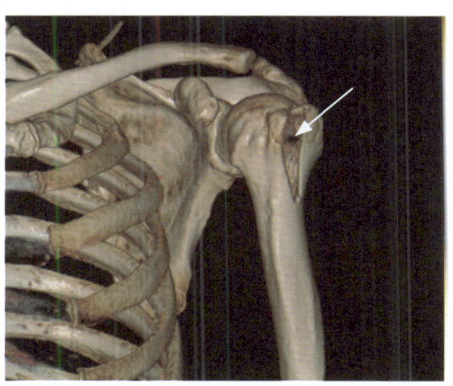

图3-3　肩关节CT影像（三维成像）
肱骨大结节撕脱骨折（箭头所示）。

12 听说拍片有辐射，有没有更安全的检查方式？

当然有，那就是肌骨超声影像技术。

肌骨超声影像技术简称肌骨超声。该技术使用高频（低频）超声探头来探测人体组织结构，通过超声显示屏实时显示受检部位的肌肉、肌腱、韧带、关节囊、滑膜、周围神经等组织结构的影像，发现并确定疼痛病灶的位置、范围、病变类型；还可在肩关节活动时，动态观察关节运动有无受限、肌腱有无滑脱等异常情况。肌骨超声影像技术特别适用于运动时伴关节疼痛的患者。

图3-4展示了肌骨超声检查的优点。超声检查没有辐射，更适用于老人、孩子和孕妇。该检查技术操作快捷，预约方便，目前国外诊疗机构

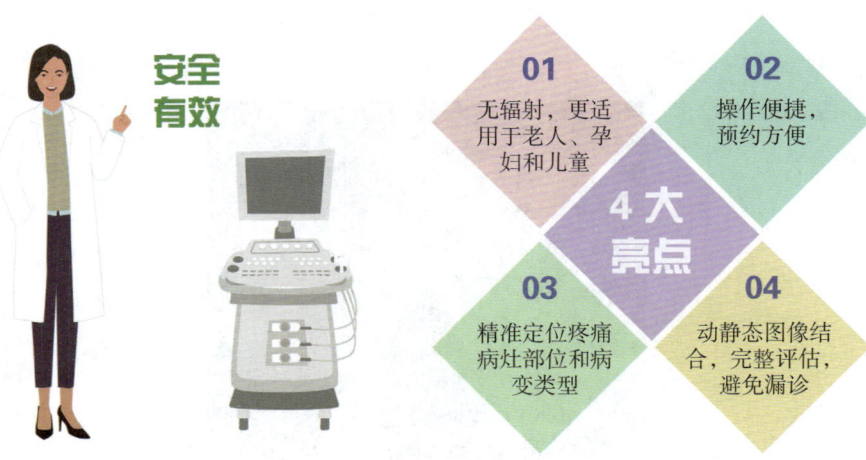

图3-4 肌骨超声检查的优点

常将该技术用于颈肩腰腿疼痛疾病和神经损伤疾病的诊断、鉴别诊断、病情评估和引导精准定位注射治疗，属于先进的诊疗技术。采用肌骨超声影像技术进行检查，不仅安全，而且有效。

小提示

超声影像技术优点明显，但也不是适合所有病变部位，在诊断和评估人体深部位置如颈椎、腰椎椎间盘病变时，MRI和CT检查则更有优势。

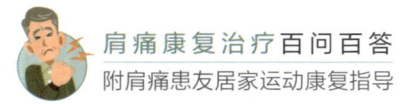

13 肌骨超声设备和传统超声设备有什么区别?

这里说的"传统超声"是指在超声科接受的各种常规超声检查,包括腹部肝、胆、胰、脾、肾的检查,产科胎儿超声检查,泌尿系超声检查等。

肌骨超声检查和传统超声检查使用的超声设备相似,成像原理相同,在检查对象和参数设置上有所不同。

传统超声主要以内脏器官作为检查对象,而**肌骨超声以肌肉、肌腱、滑囊、关节囊、神经等组织为主要检查对象**。为更清晰地评估和发现组织病灶,肌骨超声检查**使用的探头规格和检查参数有其特定要求**(图3-5)。

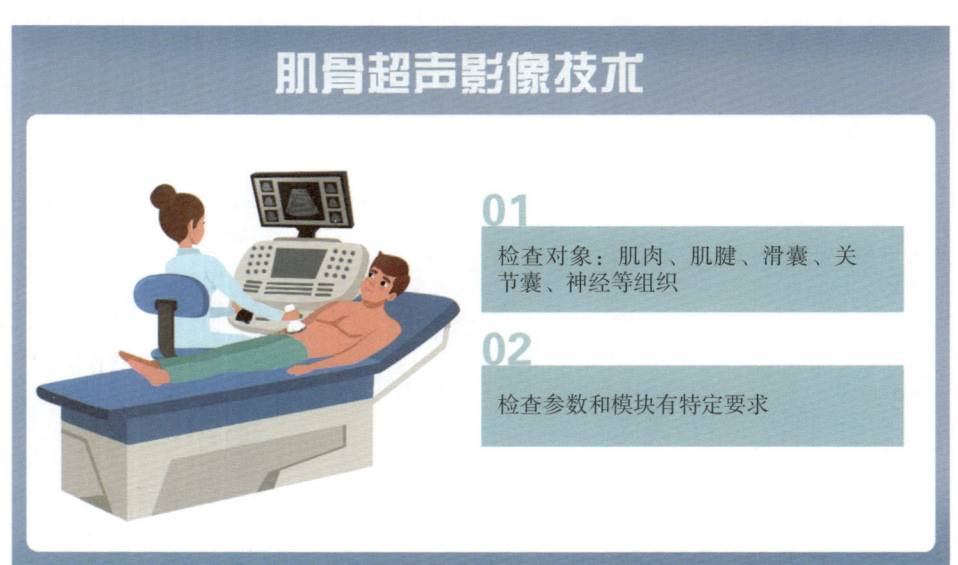

图3-5 肌骨超声影像技术适用广泛

14 与其他影像学检查相比，肌骨超声检查有啥优缺点？

肌骨超声检查对比传统检查的优缺点见表3-1。

表3-1　肌骨超声影像检查对比传统检查的优缺点

项目	X线	CT	MRI	肌骨超声
电离辐射	低	高	无	无
图像成像	重叠	断层	断层	探头切边
软组织分辨力	低	较高	高	高
探查微小骨病变	一般	高	高	低
体内有金属	无影响	伪影	禁忌证	无影响
检查费用	低	较高	高	低
动态观察	无	无	无	有
便携性	一般	低	低	好

注：绿色框越多，优势越多。

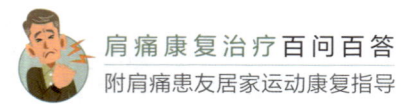

15 肩痛疾病该如何选择影像学检查？

不同的影像学检查方法在发现病灶方面各有优势。X线和CT检查更适合观察关节及骨病变；MRI和肌骨超声检查更适合发现肌肉、肌腱、韧带和滑囊病变。如怀疑肿瘤或者颈神经、脊髓病变，首选MRI检查；怀疑周围神经病变，可选肌骨超声和MRI检查，其中，肌骨超声检查的性价比更高（图3-6）。

肌骨超声（无辐射，费用低）

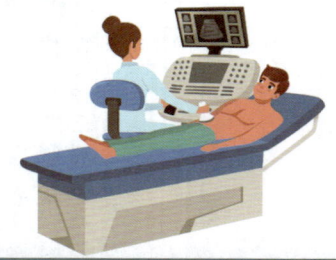

适合发现肌肉、肌腱、韧带和滑囊病变，以及周围神经病变

MRI（无辐射，费用高）

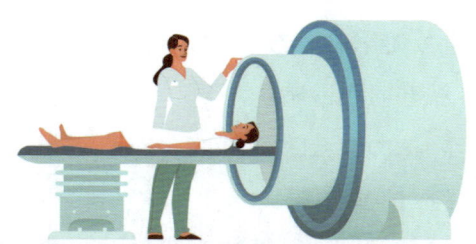

适合肿瘤或者颈神经、脊髓病变，以及发现肌肉、肌腱、韧带和滑囊病变

X线（低辐射，费用低）

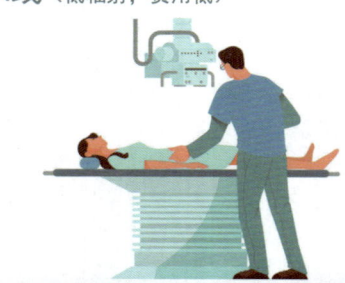

CT（高辐射，费用较高）

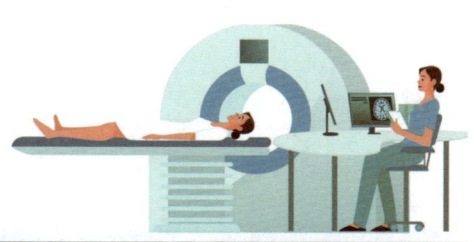

X线和CT检查更适合观察关节及骨病变

图3-6 肩痛疾病的影像学检查方法

对于肩痛患友来说，如果仅是肌肉、肌腱、滑囊等软组织损伤，选择物美价廉的肌骨超声检查即可；如果考虑肩部骨折，可先行X线检查，如果是复杂骨折，还需CT检查来明确骨折范围和严重程度；如果想明确患友关节腔是否存在炎症和积液，选择肌骨超声和MRI检查则更加合适。

小提示

如果一种检查方法能明确疾病诊断和完善病情评估，只选择一种检查方法即可。医生一般根据患者病情和检查目的来选择更有针对性的影像检查方法。建议患友与医生讨论后，充分尊重医生的专业建议。

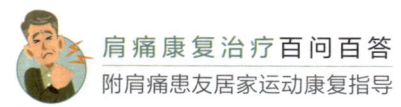

**16** 做肩关节影像学检查，有哪些注意事项？

　　X线和CT检查均有一定放射性辐射，孕妇禁忌，恶性肿瘤患友慎用。

　　体内有金属植入物（如金属假牙、牙套、血管金属支架、钢板钢钉等金属内固定物或心脏起搏器等）的患友，进行MRI检查时需谨慎（图3-7）。另外，为保证检查的图像质量，MRI检查所耗时间相对较长，需要患友保持静止不动，对于有幽闭恐惧症、认知功能障碍或者因各种原因不能长时间保持同一姿势的患友可能不适用。

小提示

　　当你存在上述情况时，一定要向主治医生和影像科医生说明情况，选择更加合适的影像学检查方式。

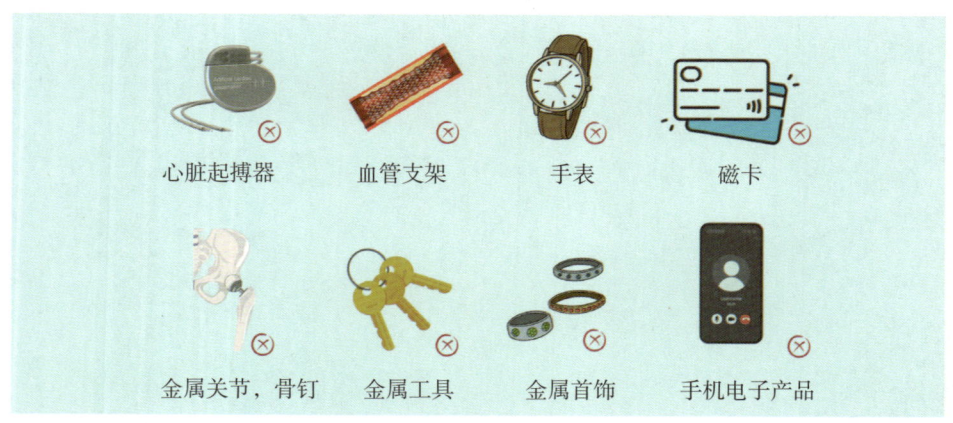

心脏起搏器　　血管支架　　手表　　磁卡

金属关节，骨钉　　金属工具　　金属首饰　　手机电子产品

图3-7　慎用MRI检查的各种情况

17 有必要行抽血检查来明确肩痛疾病诊断吗？
抽血检查的注意事项有哪些？

　　当考虑导致肩痛的原因为风湿、感染、肿瘤或者免疫系统疾病时，为明确诊断和鉴别诊断，有必要进行抽血检查（图3-8）。

　　抽血检查的常规项目包括血常规、C反应蛋白、降钙素原、尿酸等；特殊项目包括风湿因子、类风湿因子、抗核抗体谱测定、血沉、肿瘤因子等。

　　需空腹的血液检查项目包括肝功能、血脂、空腹血糖，一般要求检查前6小时禁食、4小时禁水，其他血液检查项目一般无特殊要求。抽血后针眼处皮肤注意保持干燥，6～8小时不湿水。

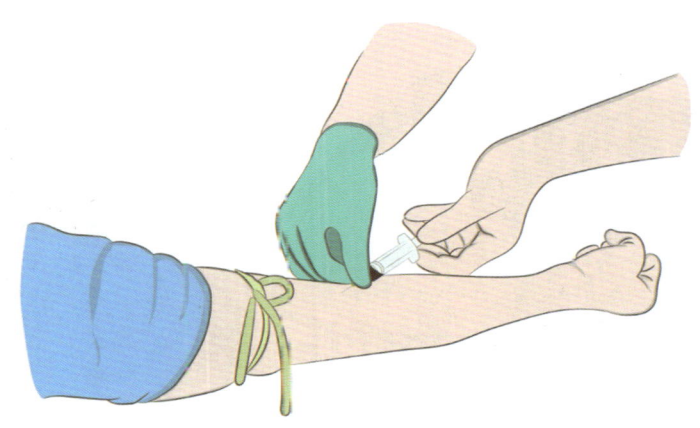

需空腹抽血的检查，要求检查前6小时禁食、4小时禁水

图3-8　抽血检验是明确疾病诊断的重要方法之一

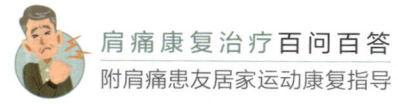

18 肩痛为什么要做肌电图检查？检查前后有哪些注意事项？

（1）肌电图是神经病变的一种客观检查方式　肌电图检查包括针极肌电图检查、神经传导速度检测、神经电图检查等（图3-9）。当怀疑因神经疾病导致肩痛，或肩痛伴有神经损伤时，需要行肌电图检查。肌电图除能明确是否存在神经损伤外，还有助于判断神经损伤的部位和损伤的严重程度，以便制订个体化治疗方案。

（2）肌电图检查注意事项

1）肌电图属有创检查，检查前应与医生充分沟通，明确检查目的和意义。

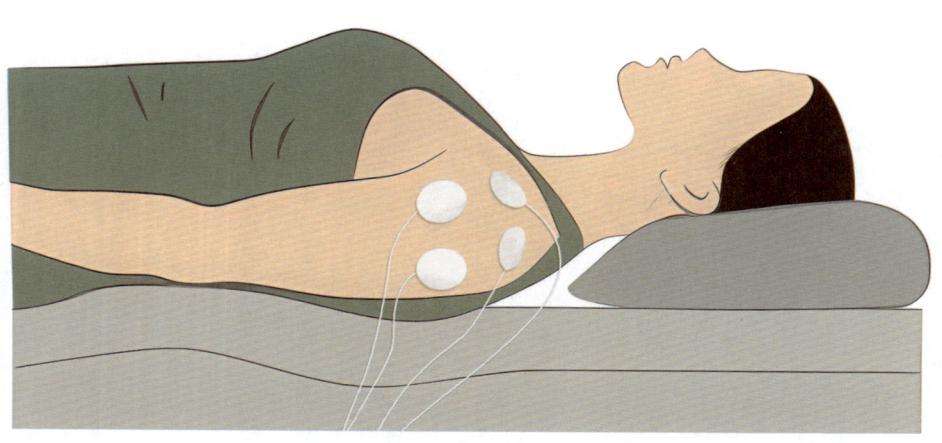

图3-9　肌电图检查

2）接受检查时，患友病情需相对稳定，精神状态正常，能正常沟通交流。

3）受检部位皮肤干燥、无破溃。

4）体内若有起搏器，会对检查结果的客观性造成影响；体温、体表湿润度会影响检测结果的准确性，因此患友如有体温异常和出汗等情况，应向检查医生说明。

小提示

临床上也会遇到神经病变轻微但临床症状明显的患友，即便肌电图结果显示无异常，也不能完全排除神经损伤的可能性。

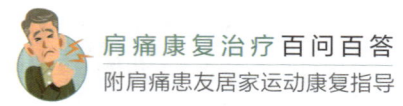

19 做完检查后，什么时候找医生复诊？

患友在检查结果出来后即可找主诊医生复诊（如当天得不到检查结果，需另外挂号预约）。如病情并不急迫，可根据自己的时间安排，择期复诊（图3-10）。

小提示

做完检查后，应及时找专科医生复诊，明确诊断，制订治疗方案。治疗过程中，根据医生要求，定期复诊，保证治疗方案的延续性或根据情况及时调整方案。

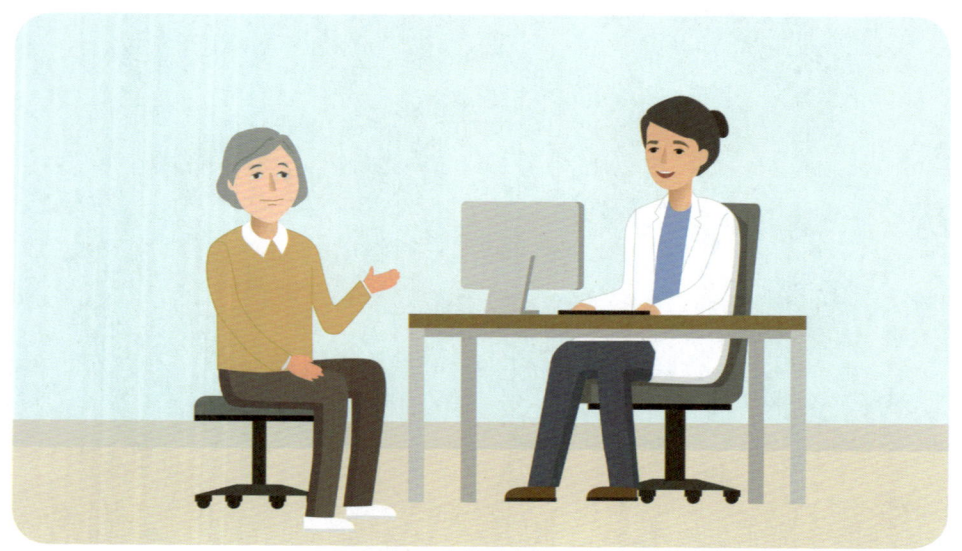

图3-10 肩痛患友定期复诊以保证规范治疗

20　为什么X线检查结果显示正常，但我还是会肩痛呢？

　　X线检查是用来发现肩痛原因的重要影像学方法之一，其适用于发现骨组织病变。实际上，骨病变只占肩痛发病原因中很小的一部分，大部分导致肩痛的病变部位来自非骨质结构（图3-11），如肌腱、关节囊、关节周围滑囊和韧带等部位，这些组织的构成特点不同于骨骼，不易通过X线检查发现病灶。

　　因此，当X线检查没有问题，只能说明构成肩关节的骨骼没有问题，故有必要进一步完善其他影像学检查，如肌骨超声检查，以发现或者排除肩周非骨骼病灶。

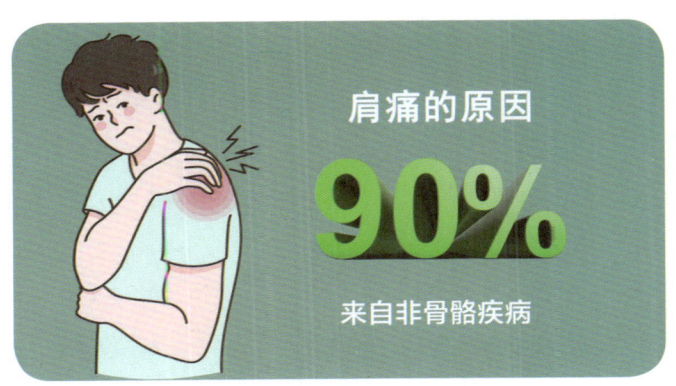

图3-11　大部分肩痛为非骨骼疾病所致

小提示

　　即便X线检查无异常，也请及时复诊，由医生确定下一步诊疗方案。

PART 4

第四篇
导致肩痛的疾病有哪些？

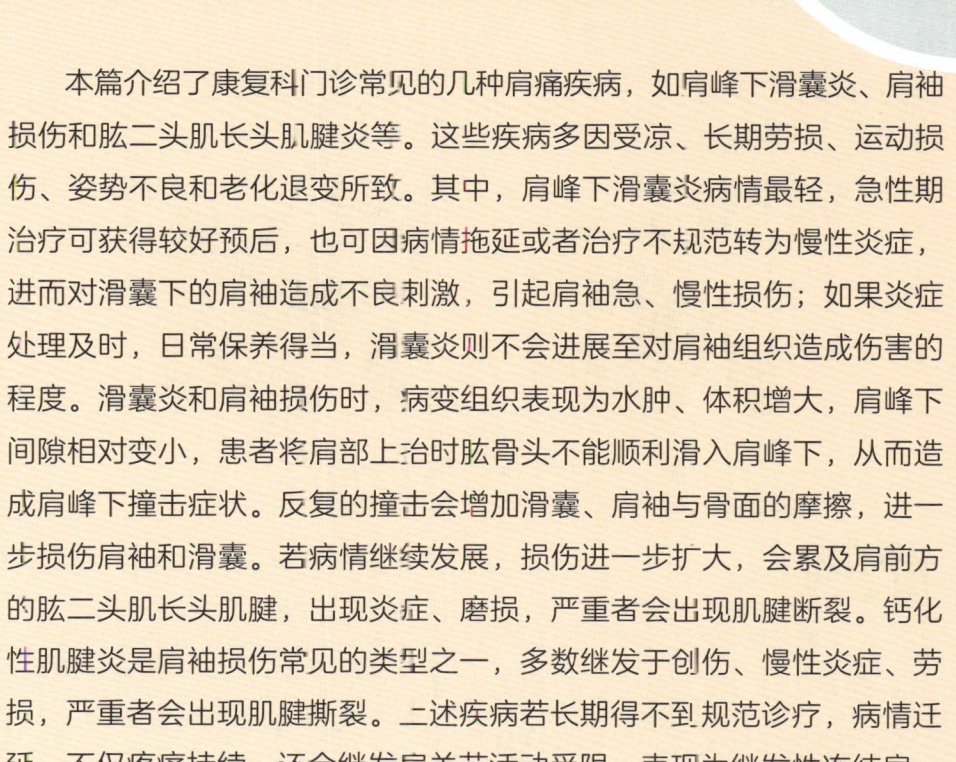

　　本篇介绍了康复科门诊常见的几种肩痛疾病，如肩峰下滑囊炎、肩袖损伤和肱二头肌长头肌腱炎等。这些疾病多因受凉、长期劳损、运动损伤、姿势不良和老化退变所致。其中，肩峰下滑囊炎病情最轻，急性期治疗可获得较好预后，也可因病情拖延或者治疗不规范转为慢性炎症，进而对滑囊下的肩袖造成不良刺激，引起肩袖急、慢性损伤；如果炎症处理及时，日常保养得当，滑囊炎则不会进展至对肩袖组织造成伤害的程度。滑囊炎和肩袖损伤时，病变组织表现为水肿、体积增大，肩峰下间隙相对变小，患者将肩部上治时肱骨头不能顺利滑入肩峰下，从而造成肩峰下撞击症状。反复的撞击会增加滑囊、肩袖与骨面的摩擦，进一步损伤肩袖和滑囊。若病情继续发展，损伤进一步扩大，会累及肩前方的肱二头肌长头肌腱，出现炎症、磨损，严重者会出现肌腱断裂。钙化性肌腱炎是肩袖损伤常见的类型之一，多数继发于创伤、慢性炎症、劳损，严重者会出现肌腱撕裂。上述疾病若长期得不到规范诊疗，病情迁延，不仅疼痛持续，还会继发肩关节活动受限，表现为继发性冻结肩，对患者日常生活产生不利影响。

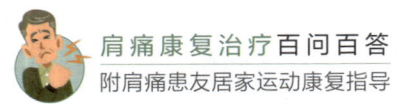
● 肩峰下滑囊炎

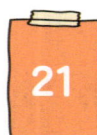

21 什么是肩峰下滑囊炎？

肩峰下滑囊位于冈上肌肌腱与肩峰之间，其功能类似于"润滑垫"，可减少肩关节运动过程中冈上肌肌腱与肩峰骨面的摩擦。在受凉、外伤、肩部频繁上举所致的劳损、老化等因素的刺激下，滑囊会发生炎性反应甚至产生积液（图4-1），表现为肩痛和肩关节活动受限等症状，这就是肩峰下滑囊炎，由于肩峰、冈上肌肌腱和滑囊都是三角肌下方的结构，故又称"三角肌下滑囊炎"。

正常的滑囊　　　　　　受损的滑囊

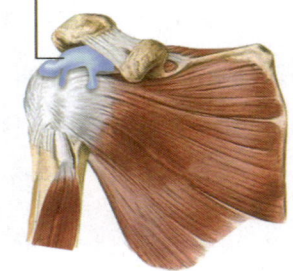

图4-1　肩峰下滑囊位置及病变

小提示

肩峰下滑囊炎是中老年人群的常见病，单一的肩峰下滑囊炎如能得到及时、规范诊疗，规避易感因素，即可完全治愈。如迁延致慢性病程，则有可能损伤肩袖和肩关节。

22　急性期和慢性期肩峰下滑囊炎的表现有何不同？

（1）急性期肩峰下滑囊炎表现　突发肩峰部剧烈疼痛，疼痛向颈部、肩背部、手指方向放射。肩关节活动可加重疼痛，外展或屈肘外旋时明显受限；患侧卧位时肩痛加重。如未进行治疗，疼痛反复发生，一般持续10～14天（图4-2）。

（2）慢性期肩峰下滑囊炎表现　急性滑囊炎未及时治愈，病情迁延超过3个月，则发展为慢性期。患者表现为疼痛持续、肩关节活动范围受限等。在肩部使用不当或过度活动的情况下，或遇到外伤、受凉等因素的影响，可导致慢性炎症突然加重变为急性发作。

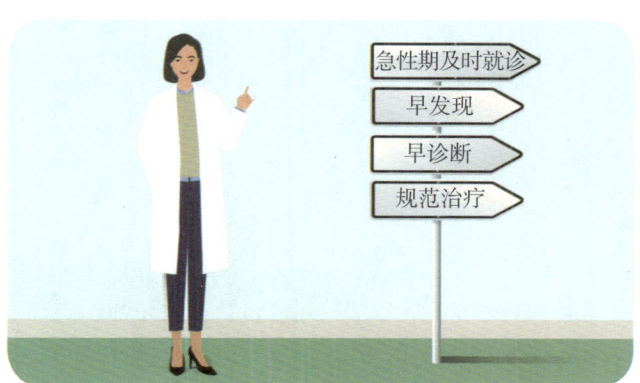

急性期及时就诊
早发现
早诊断
规范治疗

图4-2　肩峰下滑囊炎应及早规范治疗

小提示

肩峰下滑囊炎在急性期应及时就诊、规范治疗，有助于早期治愈，避免发展成慢性滑囊炎。

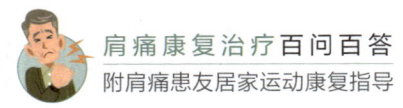

23 肩峰下滑囊炎严重吗？

大多数急性肩峰下滑囊炎并不严重，只要通过规范综合康复治疗即可治愈（图4-3）；如若拖延治疗、病情迁延则可能演变为慢性滑囊炎。在遇到受凉、劳累等诱因后炎症容易反复发作，还会累及肩周肌腱发生炎症反应，进展为肩袖损伤或肩峰下撞击等较严重的肩部疾病。肩峰下滑囊炎合并肩袖损伤的病情较单一滑囊炎更严重。

小提示

在病情单一时及时就诊、规范治疗，或可痊愈。若迁延成慢性或多种病变并存时，将会花费更多时间、精力和治疗费用。

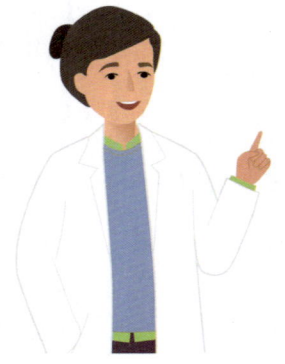

单一滑囊炎
病情不严重

图4-3 早期规范诊疗滑囊炎

24　肩峰下滑囊炎有哪些康复治疗方法，治疗需要多长时间？

　　肩峰下滑囊炎常用的康复治疗手段包括理疗、口服药物、中医药治疗、运动康复治疗、注射治疗等。根据疾病所处不同阶段和病情的严重程度选用不同治疗手段，治疗时长因病情而异。

　　（1）急性期治疗方法　注意肩部休息、避免受压，减少肩部上抬动作；可选用冷敷、超短波、超声波等理疗方法；选择口服或外用抗炎药物；病情严重疼痛剧烈时，可行肌骨超声影像引导药物注射治疗。

　　（2）慢性期治疗方法　病情轻度者，避免肩部负重和频繁的过顶运动*，可进行理疗、运动疗法等保守治疗，如病情复杂、严重时可采用增生疗法或再生疗法治疗。

　　如经规范康复治疗6个月后肩部疼痛和功能障碍缓解不理想，可转外科，必要时考虑手术治疗。

　　（3）治疗时长个体化　由于每位患友病情严重程度、病程时长、治疗依从性、个体治疗反应等因素存在差异，故所需治疗疗程和时间有所不同（图4-4）。有报道显示，体质良好的运动员通常在治疗1～3周后可恢复运动训练，普通人则可在1个月内恢复正常活动。

---

　　*过顶运动：指肩部上抬，肘部高度超过肩关节位置，手及手臂位置高于头顶的动作。常见的过顶运动包括从高处取物、挥球拍。

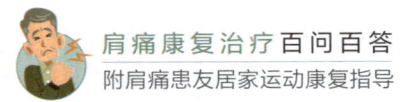

小提示

　　无论采用哪种康复治疗方案，均要按时随访，尤其是慢性病程患友，其病情稍复杂，治疗方案和治疗时长应随病情变化而调整，需要更多耐心和配合。

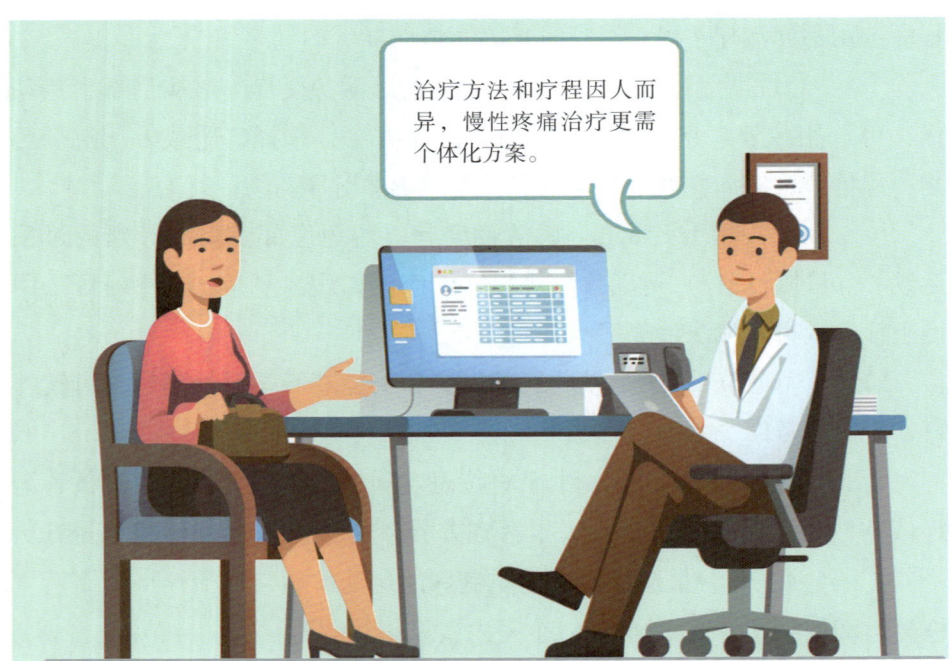

图4-4　肩痛康复治疗方法和疗程个体化

• 肩袖损伤

25 什么是肩袖损伤？

肩袖由肩胛下肌、冈上肌、冈下肌、小圆肌的肌腱组成，形似"袖口"包裹肩关节前方、上方及后方，形成像"套袖"一样的结构，被形象地称为"肩袖"。肩袖的主要作用是稳定肩关节、保持肱骨与肩胛骨位置稳定。正常的肩袖结构和功能对肩关节完成高质量的运动非常重要。

然而，除正常老化退变外，在各种过度劳损、急慢性炎症、意外受伤、身体免疫代谢功能紊乱等因素的影响下，肩袖肌腱会出现不同类型的病变，即发生肩袖损伤（图4-5）。最常见的肩袖损伤发生于冈上肌肌腱，以退变、炎症、撕裂、钙化多见。

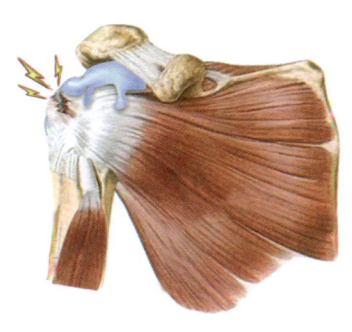
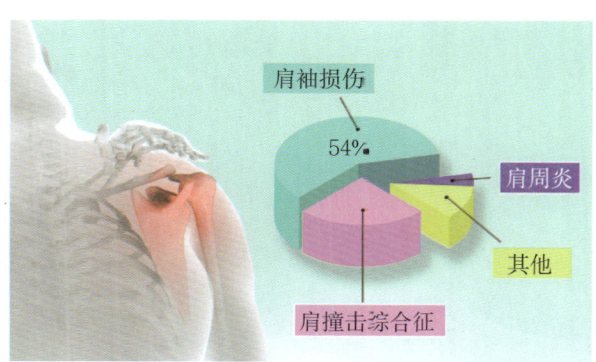

图4-5 肩袖损伤是引起中老年肩痛常见的原因

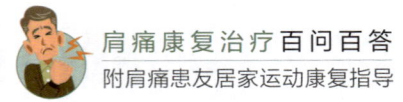

小提示

　　肩袖损伤是中老年肩痛患友的常见病，中老年人群的发病率可达54%。来作者所在的康复科就诊的中老年肩痛患友中，多数是肩袖损伤。肩袖损伤后应及时就医，由专科医生协助明确肩袖损伤类型和严重程度，制订个体化的治疗方案，切勿盲目牵拉和锻炼，避免病情加重或延误诊治。

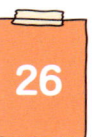

26　导致肩袖损伤的常见原因有哪些？

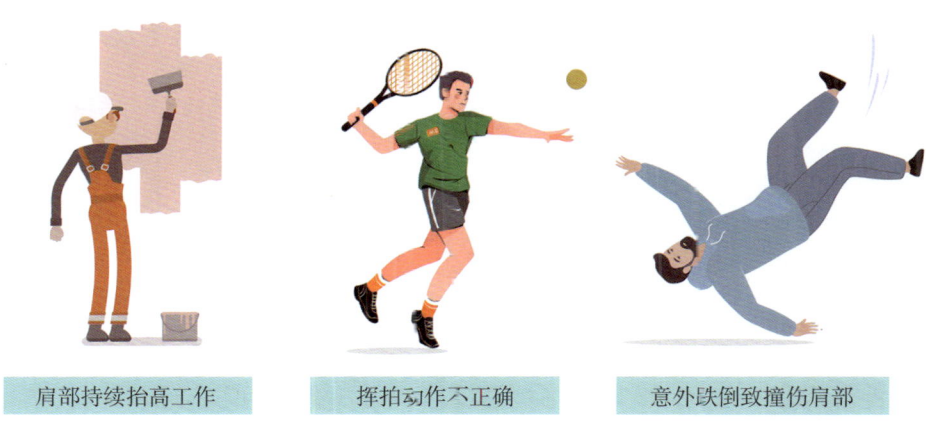

| 肩部持续抬高工作 | 挥拍动作不正确 | 意外跌倒致撞伤肩部 |

图4-6　肩袖损伤的常见原因

导致肩袖损伤的常见原因（图4-6）如下：

（1）退行性变　随着年龄增长，肌腱组织会发生退变。把退变的肌腱想象为老化的皮筋，失去弹性和韧性，变得松弛和脆弱。在这种情况下，突然进行拖拽沉重的行李箱、提重物等大力的动作，容易导致肩袖损伤。

（2）往复运动劳损　由于肩关节往复运动，肩袖肌腱与肩峰反复摩擦导致损伤。常见于频繁使用肩部的从业者或运动爱好者，如清洁工、油漆工等；在从事游泳、棒球、网球或投掷类运动的人群中，肩袖损伤也很常见。

（3）跌倒或外伤　当肩袖受到外力猛烈撞击，如车祸时肩部受到撞击导致肩袖损伤或撕裂，意外摔倒时肩部着地或下意识用手臂支撑身体

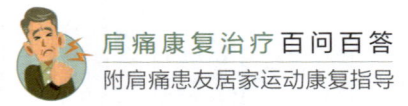
时，突然产生的冲击力也会造成肩袖损伤。

小提示

　　老年患友需特别注意避免日常生活中频繁、长时间的过顶运动；选择锻炼方式时，避免出现过度用力或者快速发力的肩部动作，以免引发退变肩袖的损伤。日常生活中多加小心，避免跌倒。

27 肩袖撕裂有哪些表现？如何判断损伤的严重程度？

（1）肩袖损伤后表现

1）肩部僵硬感伴三动活动受限，抬手臂摸头或向后摸背时疼痛加重并伴活动受限，洗头、梳头和穿脱衣服困难。

2）肩周肌力下降，拿取物品时肩部无力或疼痛。

3）夜间肩痛，难以入睡或从睡眠中痛醒（图4-7）。

（2）判断损伤的严重程度

1）根据肌腱破损程度，分为肩袖肌腱病、肩袖部分撕裂和肩袖完全撕裂。其中，根据肩袖撕裂范围分为4种类型：小撕裂（直径＜1厘米）；

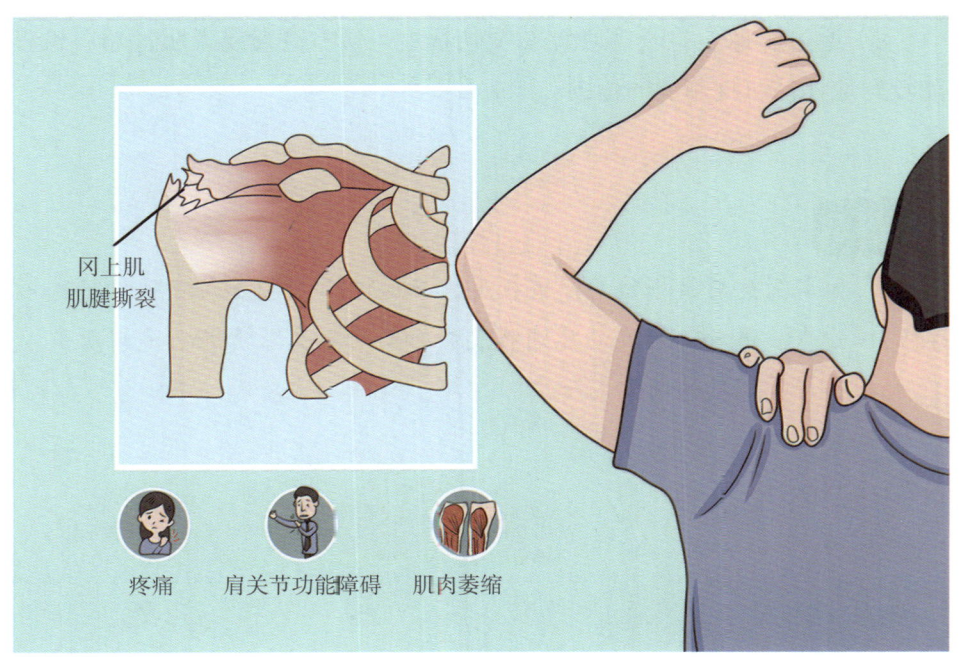

冈上肌
肌腱撕裂

疼痛　　肩关节功能障碍　　肌肉萎缩

图4-7 肩袖损伤后常见表现

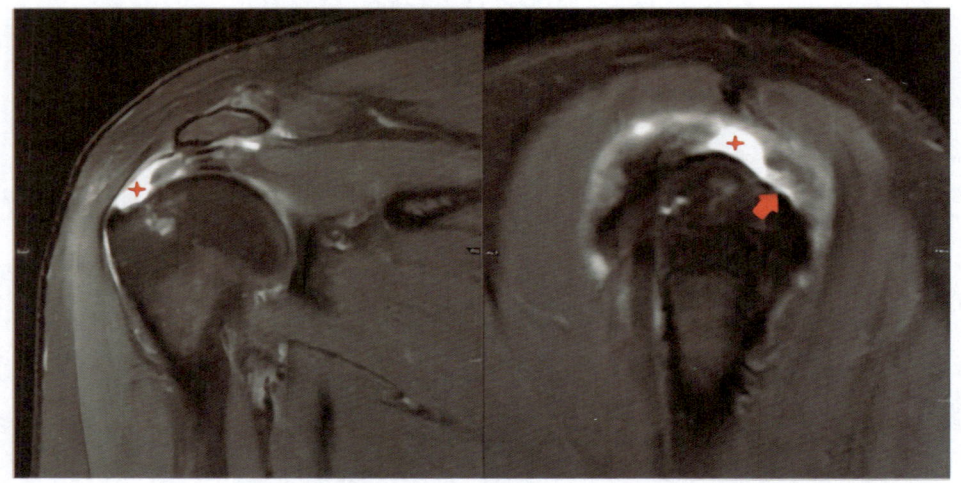

图4-8　肩袖撕裂的MRI表现（红色"+"处为肌腱撕裂部位）

中度撕裂（直径1～3厘米）；大撕裂（直径3～5厘米）；巨大撕裂（直径＞5厘米）。

　　2）通过影像学检查客观评估损伤程度　MRI检查或者肌骨超声检查能较好地评估肌腱撕裂的范围（图4-8）。

小提示

　　如需明确肩袖损伤的严重程度，应通过MRI检查或者肌骨超声影像检查。另外，患友的疼痛程度和运动功能受限情况也是判断肩袖损伤严重程度的因素之一。

28 肩袖损伤有哪些治疗方法？

（1）**物理治疗** 是治疗各类肩袖损伤的基础治疗，包括运动疗法和理疗。临床研究显示，物理治疗可促进受损肌肉恢复运动，有助于改善肩关节的灵活性和力学稳定性。即使最终需要手术修补治疗，在术前及术后也应对患者进行规范的物理治疗。

（2）**药物治疗** 物理治疗的同时，根据患友疼痛程度和肩袖损伤的情况，有选择地配合抗炎镇痛药物或激素治疗，可达到更好效果。

（3）**再生疗法** 包括浓葡萄糖增生疗法和富血小板血浆注射，也是治疗肩袖损伤的方法之一。

（4）**手术治疗** 手术是肩袖撕裂患友可选用的治疗方式之一（图4-9）。是否手术、手术方式及术后康复方案需由骨科和康复科医生联合制订。术后肩痛改善情况、功能恢复程度及速度取决于患友术后是否进行及时、规范的康复治疗。

肩袖损伤部位 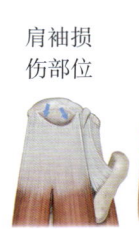 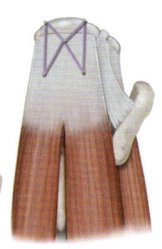 肩袖损伤部位 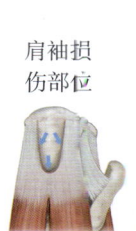 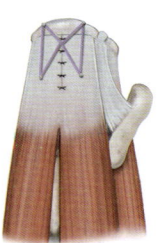 肩袖损伤部位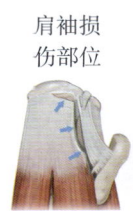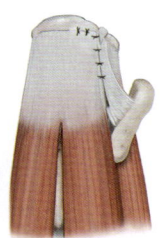

图4-9 不同肩袖损伤部位的手术修补方法

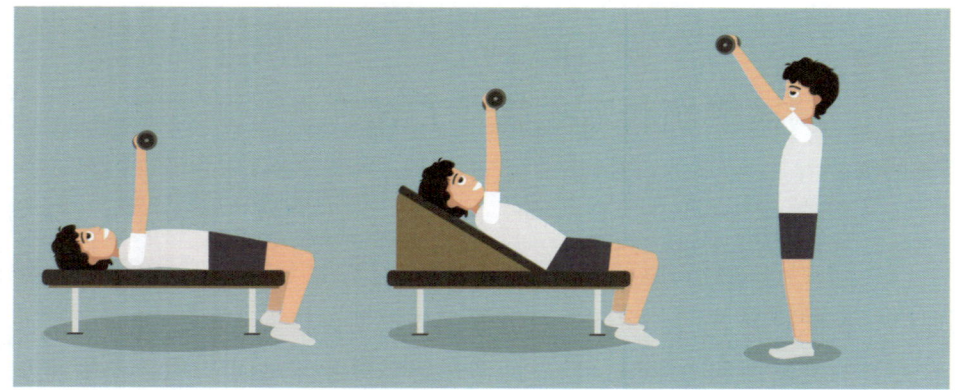

图4-10　肩部运动康复应循序渐进

小提示

　　轻度肩袖损伤经综合、规范保守治疗即可缓解疼痛、恢复肩部运动功能；重度撕裂（大部分撕裂或者完全撕裂）需手术治疗；经保守治疗无效的肩袖撕裂患友也需骨外科医生或运动医学科医生评估手术治疗的必要性。

　　无论哪种治疗方法，运动康复治疗都是促进肩部肌肉力量恢复、改善肩关节运动功能必不可少的重要手段（图4-10）。

29　肩袖损伤的预后怎样？多久能好？

肩袖损伤的预后与损伤的严重程度、患者年龄、损伤原因、是否合并基础疾病、病程时长、是否规范康复治疗等多种因素有关。

肩袖撕裂严重的患友或者老年患友，需花费更多时间进行康复，其最终预后可能不如轻、中度病情患友。一项研究发现，94%的肩袖术后患友通过及时配合康复训练，肩部疼痛和功能改善显著。

根据病情的严重程度及介入康复治疗规范程度的不同，**肩袖损伤的恢复一般需要3～6个月。**

小提示

肩袖损伤康复是个长期过程，损伤一旦发生，需以积极的心态来面对。积极配合专业的康复医生和康复治疗师尽早开展综合、规范的康复治疗，定期随访，动态调整治疗方案，尽快恢复日常生活的活动能力和运动功能。

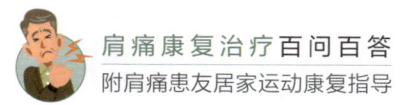

肩峰下撞击综合征

30　什么是肩峰下撞击综合征？

　　肩峰下撞击综合征是指肩部在上举、外展运动中，由于肩峰下软组织结构（滑囊、肌腱）与肩峰骨面和/或喙肩韧带（图4-11）发生撞击，进而产生肩痛、肩关节活动受限等症状和体征的症候群。

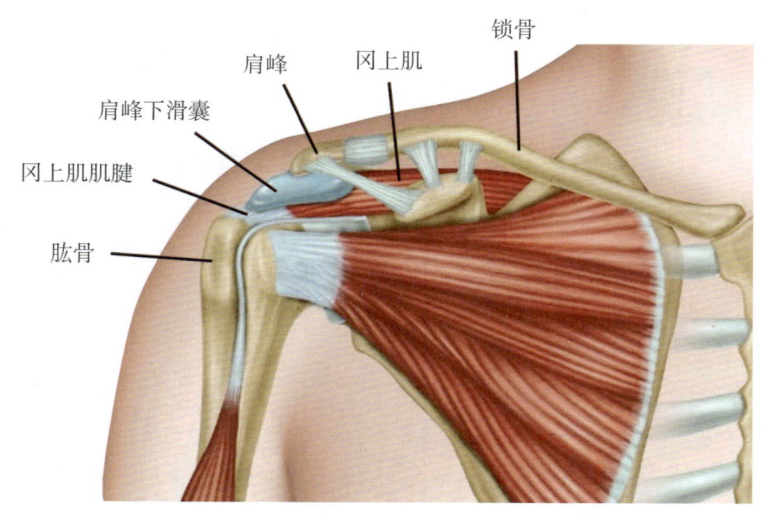

图4-11　肩峰下组织和结构

　　该病常见于球类运动爱好者、油漆工、上货员及机修工等长期举手过顶进行劳作的人群。常见表现包括患侧上肢不能完成举手过头顶的动作，穿衣、向后背手困难，患肩不能提重物等。

小提示

　　在日常劳作中发生肩痛伴肩关节活动受限，可暂停劳作，并予以休息、冰敷处理。如疼痛持续不能缓解，应及时就诊，排除肌腱撕裂等严重病情的可能性。对于已有肩袖损伤的患者，日常生活中应注意避免搬抬过于沉重的物品和暴力牵拉上肢，预防肩袖撕裂。

31 引起肩峰下撞击综合征的常见原因有哪些?

肩关节不稳定、肩肱节律*异常、肩胛骨位置不良是导致撞击发生的最主要原因。肩关节结构异常也是导致撞击发生的原因之一,如肩峰发育异常或者肩峰处骨质增生均会引起肩峰与肱骨头之间的物理空间变小,导致穿行其中的肌腱、滑囊等软组织受到卡压或反复摩擦(图4-12,图4-13)。

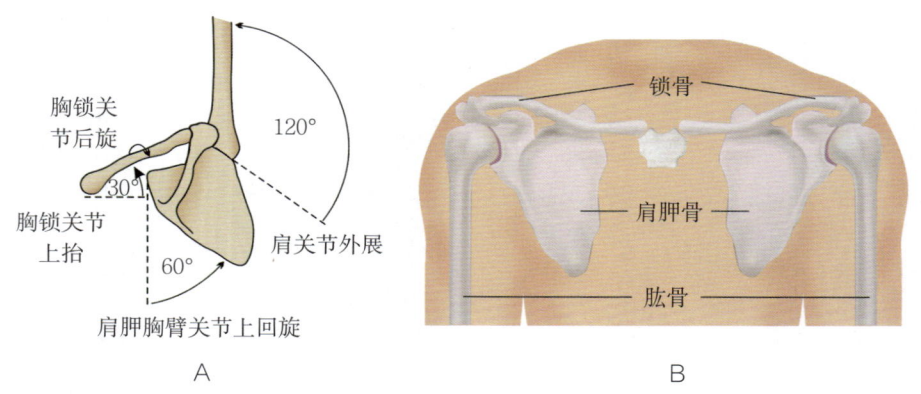

图4-12　正常肩肱节律和肩胛骨位置示意图
A.正常肩肱节律;B.肩胛骨正常位置。

* 肩肱节律是指在肩关节运动的过程中,肱骨头随着肩关节的运动发生规律性运动的正常生理现象。如肩关节在向前、向后、外展、内收、回缩等运动中,肱骨头可随时转动。良好的肩肱节律是肩关节维持正常功能的保障。如果肩肱节律出现异常,如肩关节运动时肱骨头运动幅度过大/过小、频率过高/过低等表现,可引起肩关节疼痛、活动受限等不适症状。

肩肱节律异常的原因包括:肩关节周围肌肉的肌力和肌张力不平衡;脑部病变或周围神经系统(臂丛)受损。

小提示

　　长期伏案工作的人群，如伴有不良姿势，易导致肩周肌肉紧张性过高、不对称等；如缺乏锻炼，肌肉力量不足亦会对关节的稳定性和肩肱正常节律造成不良影响。避免长时间固定的办公姿势、工作期间定时进行颈肩体操锻炼，可起到缓解肌肉疲劳、保护关节的作用。

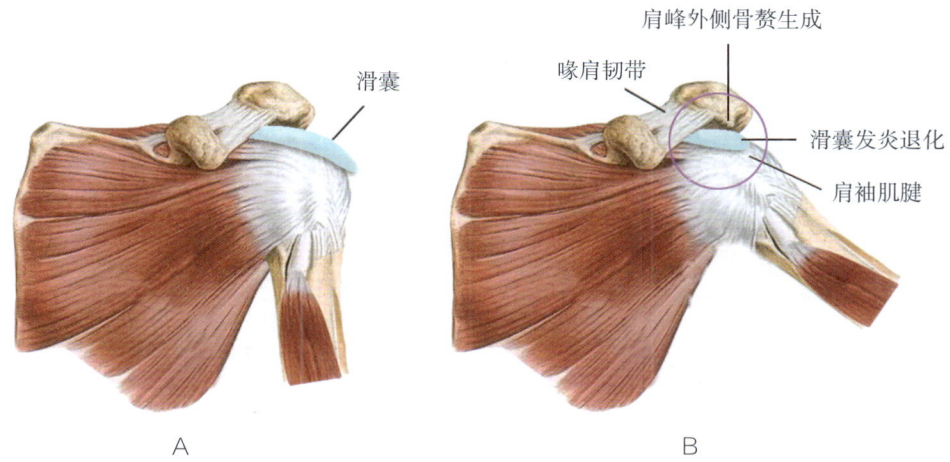

滑囊

肩峰外侧骨赘生成

喙肩韧带

滑囊发炎退化

肩袖肌腱

A

B

图4-13　肩峰下撞击的产生
A.手臂下垂时肩峰下的滑囊处于自然状态，未受挤压；B.手臂外展时的滑囊被肩袖肌腱向内挤压，这时候肩峰、喙肩韧带、滑囊、肩袖肌腱会摩擦碰撞。

32
如何自我判断是否患上肩峰下撞击综合征?

可通过疼痛弧试验进行自测。

疼痛弧试验: 肩关节外展60°~120°时肩部产生疼痛,外展角度超过120°或不足60°时,疼痛减轻或消失,称为疼痛弧试验阳性(图4-14)。

如果存在疼痛弧试验阳性的情况,很大概率是患上了肩峰撞击综合征。

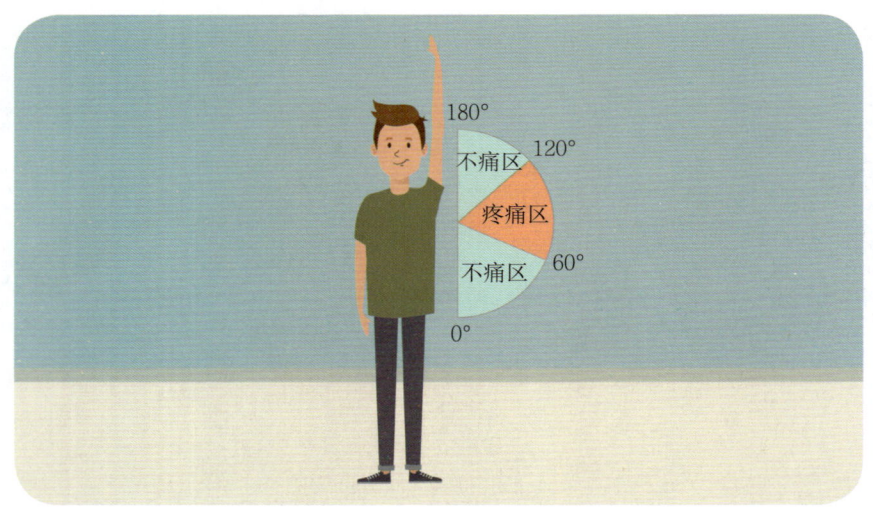

图4-14 疼痛弧试验

小提示

一旦明确患上肩峰下撞击综合征,应积极配合医生,寻找导致撞击发生的可能原因,开展针对性治疗。遵医嘱进行锻炼,避免暴力牵拉和盲目爬墙动作,以免加重肩袖损伤,导致病情加重。

33 **肩峰下撞击综合征的治疗方法有哪些?**

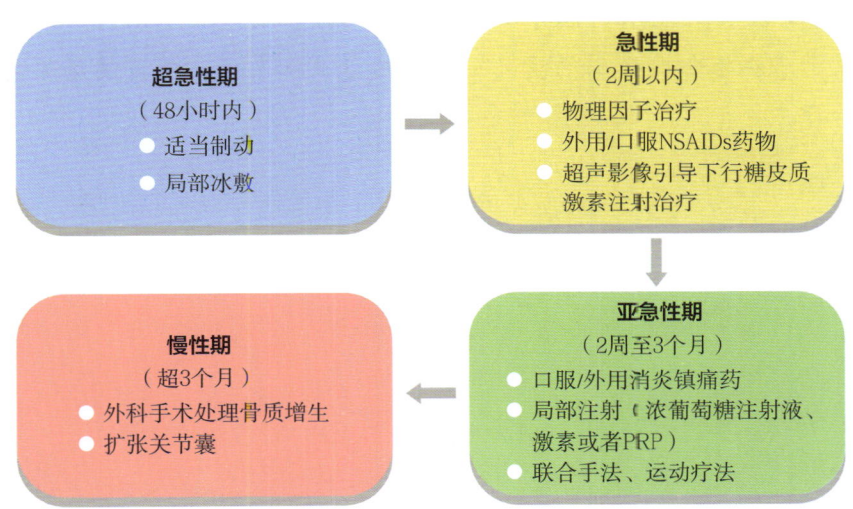

图4-15　肩峰下撞击综合征的治疗方法

超急性期（48小时）内，患肩需适当制动并进行局部冰敷处理。

急性期（2周以内）可采用超短波、超声波、超激光等物理因子治疗，必要时配合外用或口服NSAIDs药物。经上述保守治疗后，若病情仍无明显缓解，可采用超声影像引导下行糖皮质激素或其他药物注射治疗。

进入亚急性期（2周至3个月）仍存在疼痛的患友，可以通过口服或外用消炎镇痛药，联合理疗或局部注射［浓葡萄糖注射液、激素或者富血小板血浆（PRP）］，对于肩关节活动受限者，需要联合手法、运动疗法等促进肩关节活动度改善。

肩峰下撞击综合征进入慢性期（超3个月），如合并肩峰下骨质增生、关节囊挛缩等情况，需手术处理骨质增生或扩张关节囊，为肩袖活动创造更多的肩峰下空间（图4-15）。

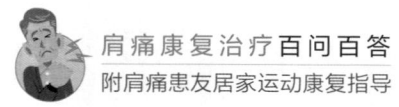
小提示

　　首先，要排除外伤、骨折和肿瘤等原因导致的肩痛伴活动受限，这些情况需及时就医。

　　其次，无论采用保守治疗、注射治疗，还是手术治疗，均建议患者在不加重疼痛的情况下，寻求专业人员进行规范运动康复治疗。

34 肩峰下撞击综合征治疗困难吗？康复疗程要多久？

撞击的严重程度、病程时长、是否合并基础疾病等，这些因素都会影响治疗难度、治疗疗程和病情预后。

轻、中度患友如严格执行康复治疗方案、规范复诊，想要康复并不困难。经2~3个疗程（3~6月）的规范康复治疗，疼痛和活动受限可显著改善。

重度患友因病情较复杂，往往需多手段联合、规范疗程治疗，所花时间长于普通病情患友，常常超过半年。

小提示

肩峰下撞击综合征的核心原因是肩肱节律异常，因此改善肩关节的生物力学关系及肩周肌肉力量、运动协调性是康复治疗的核心要点，而不能仅以疼痛缓解作为治疗终点。肌肉力量和运动协调性改善需要花费更多时间。

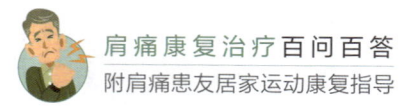
钙化性肌腱炎

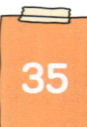

35 **什么是钙化性肌腱炎？**

　　钙化性肌腱炎是一种较常见的自限性肩部疾病，表现为在肩关节肌腱中形成钙盐沉积（图4-16）。最常受累的是肩袖肌腱，如冈上肌肌腱。

　　该病在人群中的发生率为4%～20%，多发于30～60岁的人群，女性多见，不同职业及生活习惯对发病率并无明显影响。钙化性肌腱炎的病因尚不明确，大部分专家认为该病由创伤或关节及周围组织的过度使用引起，也可能与糖尿病、甲状腺疾病、雌激素代谢异常有关。

　　患友可无临床症状表现，仅体检时偶然发现。依据钙化形成情况和病程进展，亦可表现为急性肩部剧烈疼痛发作，或慢性疼痛伴渐进性肩关节活动受限。

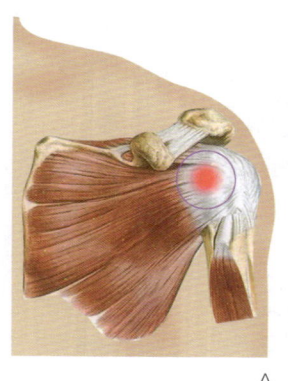

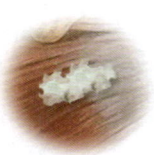

肌腱内部出现
了钙盐沉着

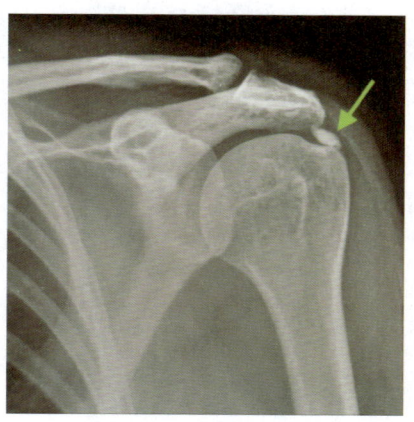

A　　　　　　　　　　　　　　B

图4-16　钙化性肌腱炎
A.疾病示意图；B.左肩X线片（箭头所指为肌腱钙化）。

36 钙化性肌腱炎有哪些分期和症状表现？

（1）按生病时间长短（病程），分为慢性期、亚急性期、急性期

1）慢性期　主要症状是肩部酸痛，患病的手臂向内旋转或抬高时会有轻度的疼痛，但肩关节还是能活动自如，并没有受到限制。

2）亚急性期　在临床上最多见，这一时期肩部疼痛会加重，肩关节活动逐渐受限，患友会发现不匀从什么时候开始，手臂在活动到某个区域时就不能再举高，强行举高会感到疼痛。

3）急性期　发病突然，大多数情况下是由于劳累或创伤引起的。相比前两个时期，该时期肩部疼痛更加明显，活动时疼痛加重。

（2）按钙化形成情况，分为钙化前期、钙化期和钙化后期

肌腱钙化的形成过程和表现特点如表4-1所示。

表4-1　肌腱钙化形成过程和表现特点

分期	钙化情况	临床表现	说明
钙化前期	肌腱中供血相对较少的地方开始钙化	无明显症状	不借助检查很难发觉
钙化期	钙质逐渐沉积	没有任何临床症状	直到钙盐开始被人本吸收才会引起极度疼痛
钙化后期	重新形成肌腱	也会出现疼痛	症状逐渐减轻

小提示

　　钙化性肌腱炎疼痛的严重程度主要与钙化所处的分期、钙化灶面积大小及是否引发肩峰下撞击综合征有关。肩痛剧烈的患友应及时前往医院进行肩关节肌骨超声检查，以排除患钙化性肌腱炎的可能性。

37 钙化性肌腱炎有哪些治疗方法？

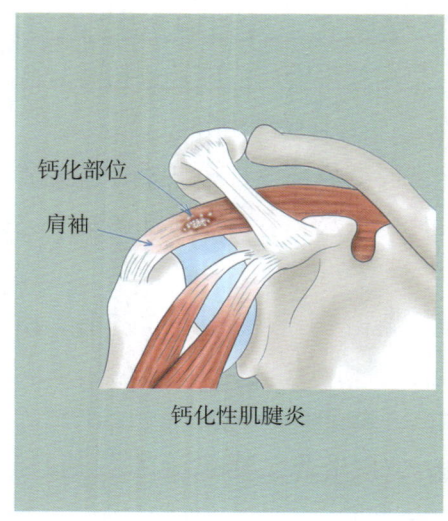

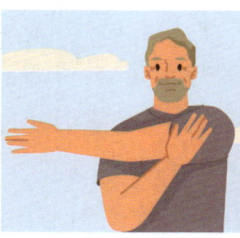

功能锻炼

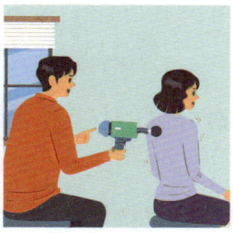

物理治疗

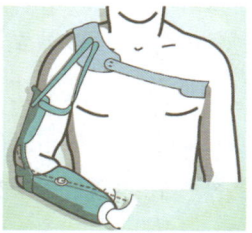

佩戴保护性支具

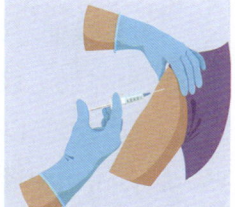

注射糖皮质激素

图4-17 钙化性肌腱炎的康复治疗方法

　　钙化性肌腱炎优选非手术治疗，包括休息、物理治疗、功能锻炼、佩戴保护性支具、口服NSAIDs药物、注射糖皮质激素等（图4-17）。

　　当常规治疗无效时，可以选择聚焦冲击波治疗和超声影像引导下行增生疗法或者糖皮质激素注射治疗、钙化灶穿刺灌洗治疗等。如果上述保守治疗无效，疼痛仍持续加重，影响日常活动，可考虑关节镜手术治疗。

38 冲击波治疗钙化性肌腱炎有什么优势？

冲击波治疗钙化性肌腱炎的作用机制在于通过冲击波造成局部微创伤，从而刺激局部组织加速恢复来达到治疗目的（图4-18）。冲击波治疗是国内外相关指南中推荐的用于钙化性肌腱炎的有效治疗方法之一。

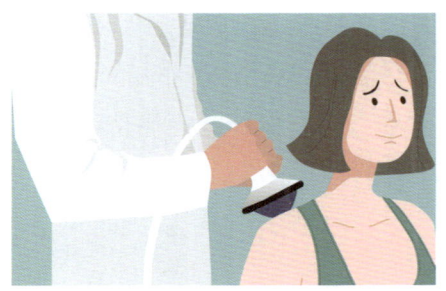

图4-18 冲击波治疗钙化性肌腱炎

作为一种先进的物理因子治疗技术，冲击波治疗属于非药物治疗方法，对于不愿口服药物的患友来说是一个很好的选择；该治疗为无创治疗，治疗头置于患友体表，没有开放性伤口，无感染可能；治疗耐受性好，治疗过程中痛感轻微，对人体无损伤，冲击波的治疗频次为每5～7天1次，减少了常规理疗对往来医院次数频繁的要求，患友接受度高；有条件的科室在治疗前使用超声影像定位，提前明确病灶范围和严重程度后再实施治疗，则治疗参数可更个体化且有效。

小提示

冲击波治疗过程中，患友需与执行操作的康复治疗师充分沟通治疗感受，这有助于调整治疗头的重点治疗位置和不同痛点部位的治疗剂量。

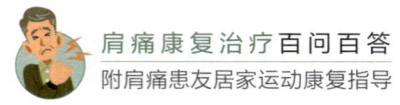

39 钙化性肌腱炎预后怎样?

　　文献报道，钙化性肌腱炎的预后通常较好，钙盐结晶沉积物大多可自行吸收，病情较轻的部分患友可自愈。经规范保守治疗，约有75%的治愈率，只有少部分疼痛持续和关节活动受限不能改善的患友需接受手术治疗。

小提示

　　如果对钙化性肌腱炎的诊疗不重视，它很可能发展为冻结肩、肩袖撕裂等病况，多种病情混杂叠加会增加治疗困难度，导致病情恢复缓慢，加重患友痛苦感受。

40 如何预防钙化性肌腱炎？

（1）避免肩膀过度疲劳　经常搬、抬重物容易造成肩袖和肩周肌群损伤及退化，尤其是老年人，肩袖本身就处于老化和退变的状态，更应该避免肩膀过度疲劳。

（2）热水浴及热敷　热水浴以及热敷可缓解处于紧张状态的肌腱。

（3）切忌暴力推拿按摩　在损伤状况未明确之前，肩痛患友不适合盲目进行推拿或按摩，暴力按摩尤不可取，会加重肩部肌腱韧带及关节损伤。

（4）多做颈肩伸展活动　久坐人群平时多做颈肩伸展运动，放松疲劳的肌肉。运动前先进行热身动作，让肌腱具有一定弹性和韧性，预防拉伤（图4-19）。

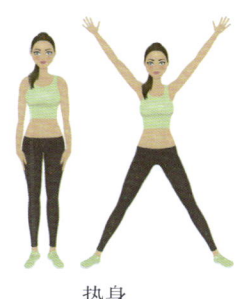
热身

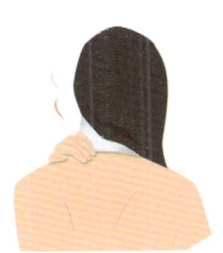
热敷

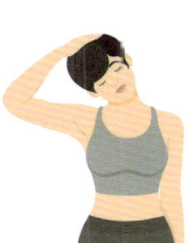
颈肩肌肉拉伸

图4-19　预防钙化性肌腱炎

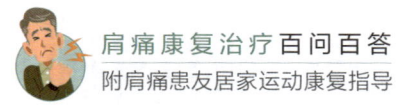
• 肱二头肌长头肌腱炎

41 肱二头肌长头肌腱的位置在哪里？

　　肱二头肌位于我们的上臂，它有两条肌腱，分别称为长头和短头，肱二头肌长头肌腱在肱骨结节间沟与横韧带形成的骨纤维管道中通过，止于肩胛骨盂上结节（图4-20）。

　　肱二头肌的主要作用是完成肩、肘关节的屈曲和前臂旋前活动，当肱二头肌收缩时，肘关节屈曲，当肱二头肌舒张时，肘关节伸展或前臂下垂。

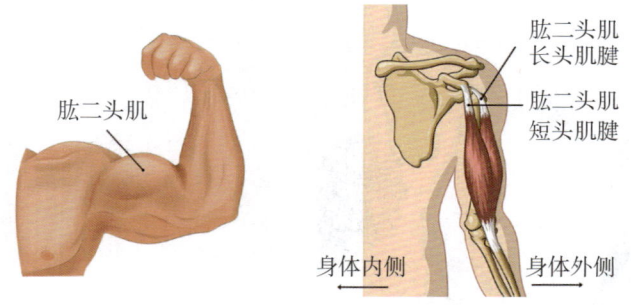

图4-20　肱二头肌的位置及解剖示意图

小提示

　　肱二头肌长头肌腱使用频率较高，尤其在用力进行肩部屈伸活动，如挥拍、投掷运动时很容易造成损伤。随着年龄增长，肌腱发生老化后，更易发生细微损伤，因此更要避免搬抬重物造成肌腱损伤。肱二头肌短头肌腱炎较少见。

42 肱二头肌长头肌腱炎的临床表现有哪些？

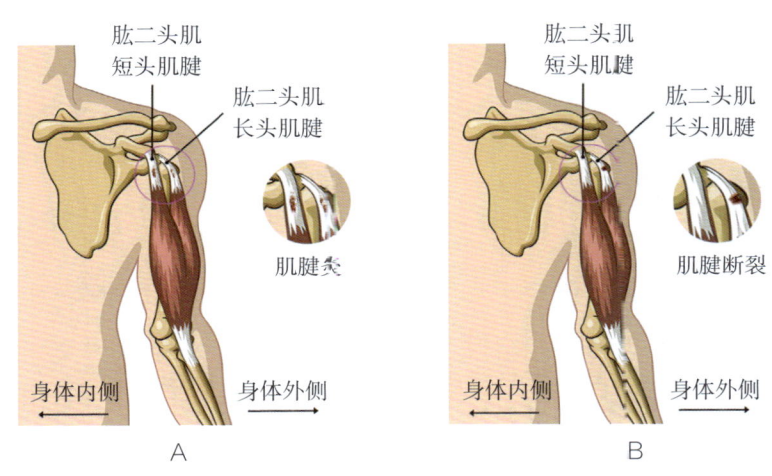

图4-21 肱二头肌长头肌腱病变
A.肱二头肌长头肌腱炎；B.肱二头肌长头肌腱断裂。

在各种损害因素的影响下，比如过度使用、超负荷使用等，会导致肱二头肌长头肌腱发生损伤，肌腱在腱鞘内滑动发生障碍，进而引起肩部疼痛、肩关节活动受限等症状，称为肱二头肌长头肌腱炎或腱鞘炎（图4-21）。

本病多发于40岁以上的中年人，临床常见症状包括：

1）肩关节前部疼痛，疼痛可向上臂前外侧放射，夜间加剧，肩部活动后加重，休息后好转。急性期不能行患侧卧位，穿、脱衣服困难。

2）早期肩关节活动尚无明显受限，但外展、后伸及旋转时疼痛加重。当病情逐渐加重，肩关节活动受限，患手不能触及对侧肩胛下角。

3）肱骨结节间沟处压痛明显。

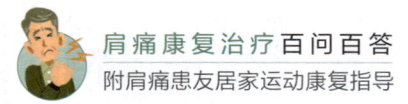
4）肌腱完全断裂者，屈肘时上臂中段会出现肌肉异常隆起。

小提示

一旦患上肱二头肌长头肌腱炎，要及时前往规范的医疗机构进行诊疗，避免延误病情后发展为冻结肩。另外，要避免暴力按摩，以免加剧肌腱损伤。

43　为什么会患上肱二头肌长头肌腱炎？

把肌腱想象为一条绳子，分别连接肌肉的肌腹与骨骼，肌肉收缩时，即通过牵拉肌腱而牵拉骨骼，从而产生关节动作。尽管肌腱组织很强韧，但在运动不当或过度使用时，肌腱会出现磨损，表现为充血、水肿、增厚等变化（图4-22）。

肱二头肌长头肌腱炎的常见病因和风险因素如下：

（1）常见病因

1）劳损　肩关节是人体活动范围最大、最灵活但最不稳定的关节，其稳定性主要由关节周围的肌肉、肌腱和韧带维持，因此，当上肢长期在外展位屈肘用力活动肩关节时，其周围肌腱组织易劳损，从而引起炎症。

2）外伤　当肩部受到急性外伤时，会同时损伤腱鞘，引起炎症反应和粘连。外伤也可造成结节间沟变浅、表面粗糙，加重肌腱磨损。

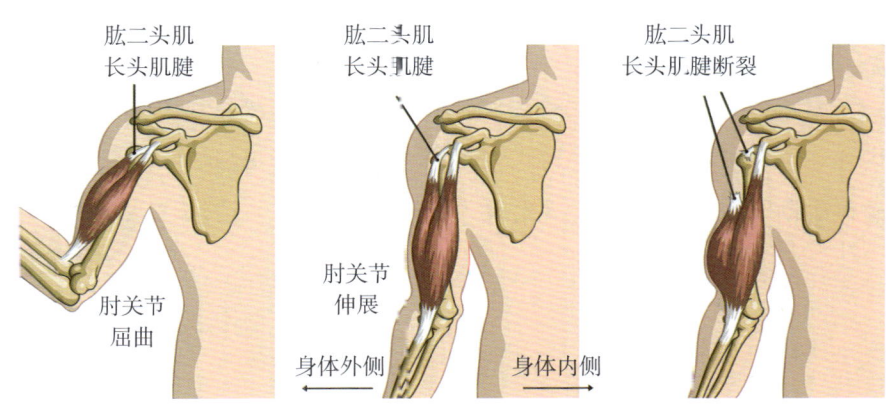

图4-22　肩肘关节往复屈伸运动损伤肱二头肌长头肌腱

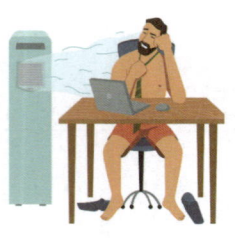 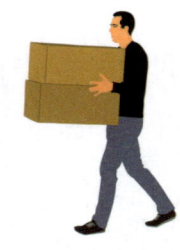 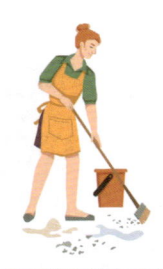 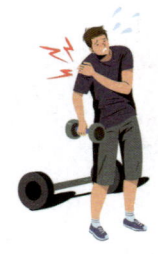

受凉　　　　　　搬抬重物　　　　频繁家务劳动　　　过度或不当运动

图4-23　肱二头肌长头肌腱炎常见风险因素

3）炎症　人体肱二头肌长头肌腱与肩关节互通，如果肩关节出现慢性炎症也可引起长头肌腱充血、水肿，出现肌腱功能障碍。

（2）风险因素（图4-23）

1）环境因素　长期生活在风、寒、湿的环境中，软组织受寒僵硬，可引起或加重肩关节周围软组织无菌性炎症。

2）过度运动　在运动、日常生活和工作中有过多的过顶运动。

3）年龄　随着年龄增加，肌腱逐渐失去弹性，受伤的风险增高。

4）吸烟。

小提示

　　为避免发生肱二头肌长头肌腱炎或者肌腱撕裂，运动前应注重热身环节，充分牵伸运动时涉及的相应关节周围的肌肉。中老年患者由于肌腱质量下降，要避免大力挥拍动作。

44 如何判断自己是否患上肱二头肌长头肌腱炎？

如若出现下列情况，可初步考虑患有肱二头肌长头肌腱炎。

1）肩前下方偏内侧附近压痛明显。

2）肩关节外展、后伸及旋转活动受限且活动时伴有疼痛。

3）Yergason试验阳性。肘部弯曲至90°，掌心朝下，对前臂施加一个轻微的外旋力量，测试者对抗阻力。如果产生肩部疼痛，则测试阳性。

4）Speeds试验阳性。肘部伸直，手掌向上，手臂屈曲约45°，此时对手掌施加向下的力量，测试者对抗阻力。如果产生肩部疼痛，则测试阳性（图4-24）。

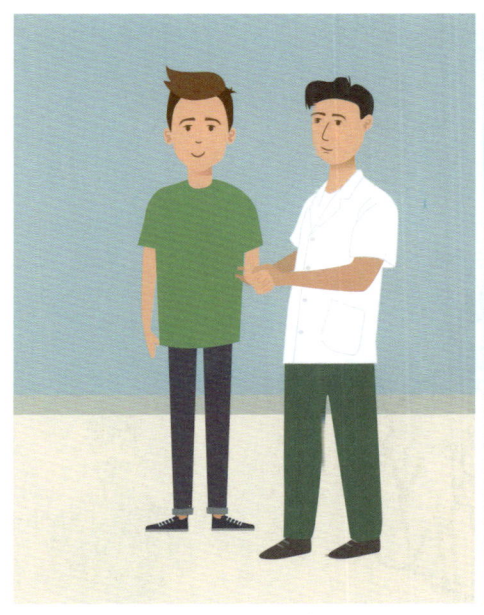
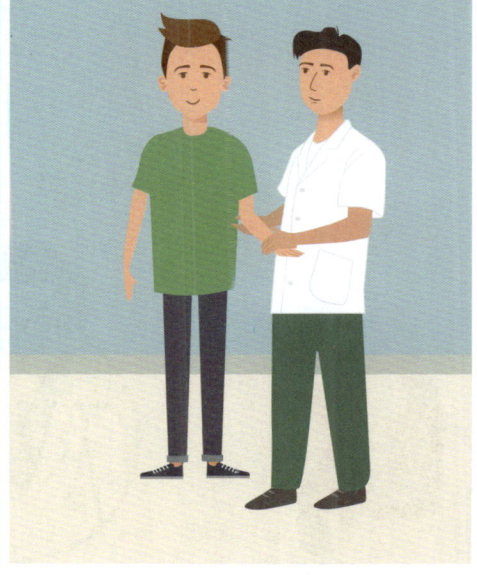

Yergason试验　　　　　　　　　Speeds试验

图4-24　自测肱二头肌长头肌腱炎

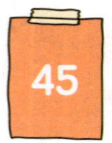

45 肱二头肌长头肌腱炎的康复治疗方法有哪些?

常用的康复治疗方法包括:

1)调整不正确的用肩习惯和运动姿势,在肩部感到疲劳时应充分休息。

2)冰敷、外用或口服使用消肿镇痛药物,进行超声波、激光等物理因子治疗。

3)当肌腱炎症情况严重或持续时,可考虑选择浓葡萄糖水增生疗法,或者糖皮质激素注射疗法。

4)待炎症控制、疼痛缓解后,需在专业运动康复治疗师的指导下进行运动疗法以改善肩部肌群力量和肩关节的灵活性。

5)病情特别严重的患友,如肌腱断裂,建议转诊外科治疗(图4-25)。

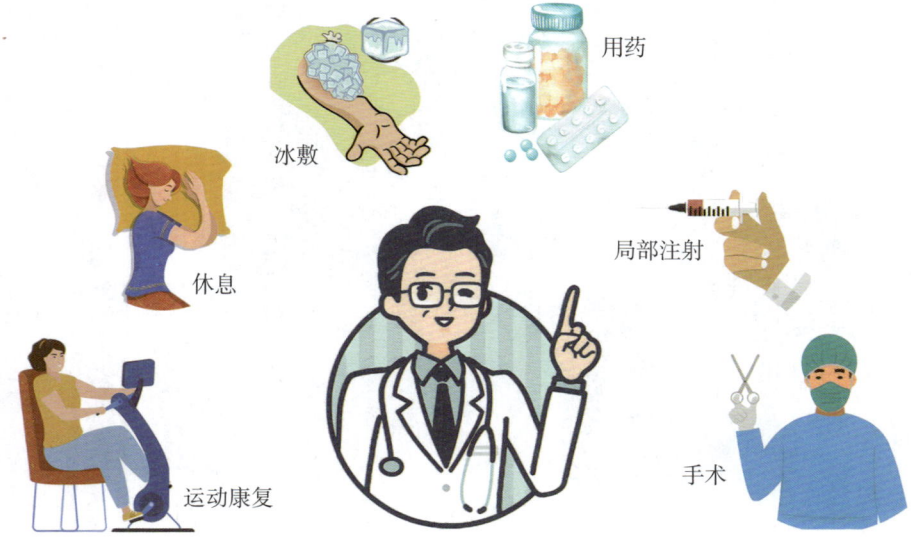

图4-25 肱二头肌长头肌腱炎的治疗方法

小提示

尽管病情单一的肱二头肌长头肌腱炎预后较好，但治愈后需进一步查明肌腱发炎的原因，避免反复发作。如果病情复杂，肌腱发炎的同时还伴有肩部其他部位组织炎症病变，则应使用综合康复治疗方案，治疗时间也会相应延长。

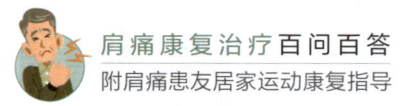
● 冻结肩

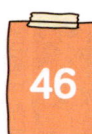

46 "冻结肩"和"肩周炎"有什么区别?

　　"冻结肩"是一种发生在肩关节囊组织上的无菌性炎症，常常表现为肩膀像被冻住一样——僵硬而无法活动，该病在50岁左右中老年人群中多见，又被称为"五十肩"（图4-26）。老百姓常说的"肩周炎"，在医疗专业上有两种意思，一种是广义的肩周炎，指肩周肌腱、韧带和滑囊等组织发炎导致的疼痛和活动受限，另一种是狭义的肩周炎，即"冻结肩"，也称"粘连性肩关节炎"或"五十肩"。

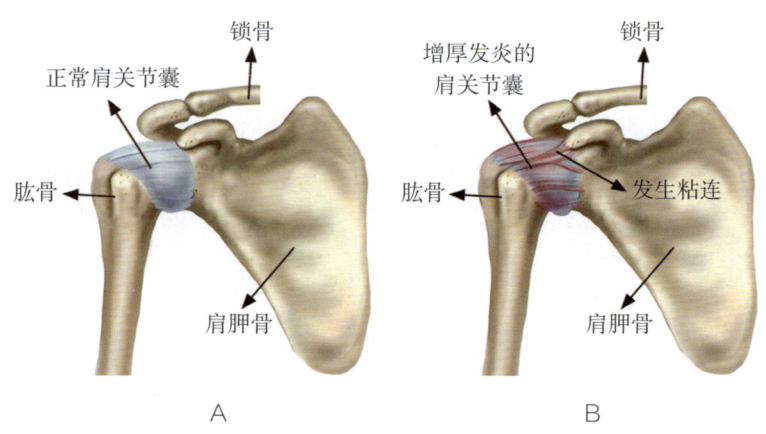

图4-26　冻结肩病变部位示意图
A.正常肩关节囊；B.增厚发炎的肩关节囊。

　　两者都表现为逐渐加重的肩痛和肩部活动受限，导致日常生活中穿衣、梳头等活动困难。冻结肩发生机制复杂、病程长、治疗周期长，因此它是肩痛疾病中的"老大难"。而肩周肌腱、韧带等组织发生的普通炎症，因并未累及关节囊，则病情严重程度相对较轻，治疗复杂程度低。

小提示

　　患上冻结肩要及时前往医院就诊，弄清楚是原发性冻结肩还是继发性冻结肩，并找寻病医，进行针对性的规范康复治疗，尽快缓解疼痛和改善功能，一旦进入慢性期，需严格遵循医生建议，规范治疗。

47 冻结肩病程分为哪几个阶段?

冻结肩的病程通常分3个阶段（图4-27）：

（1）渐冻期　由轻微局部的疼痛逐渐发展为严重的大范围疼痛，夜间疼痛较白天严重，甚至影响睡眠，患友往往主诉翻身时被痛醒。这个时间一般可持续2~9个月。

（2）冰冻期　该时期疼痛逐渐减轻，但肩关节僵硬情况及活动受限较严重，患友吃饭、洗脸、梳头、穿衣、摸背等日常生活仍被显著影响，时长可持续4~12个月。

（3）解冻期　肩关节疼痛减轻，活动度逐渐恢复，一般持续6~24个月。

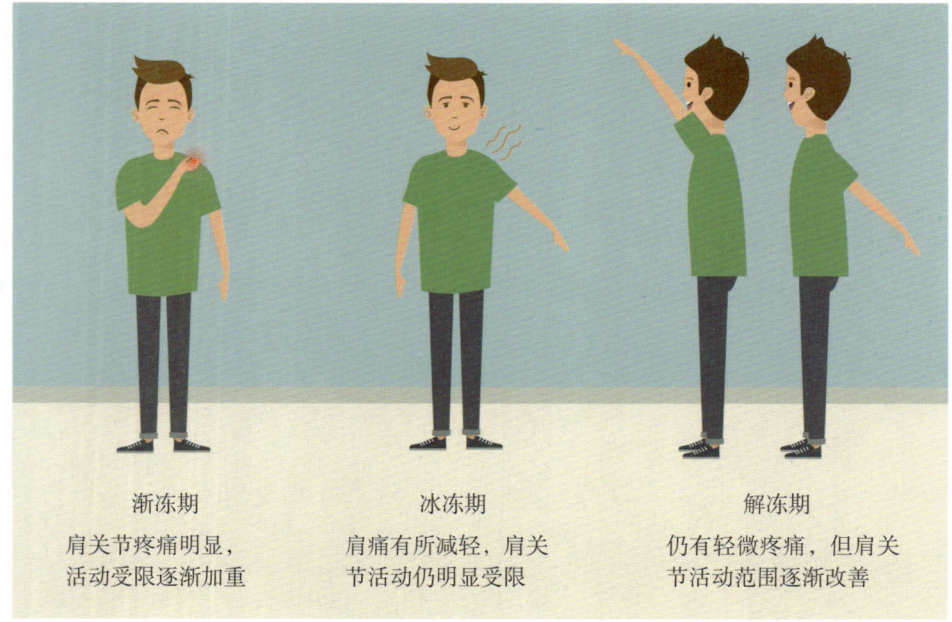

图4-27　冻结肩病程的3个阶段

需要说明的是，上述分期并没有明确的时间界限，症状也可能有所重叠和反复。

小提示

目前暂无可靠证据证明冻结肩会自然进入解冻期，因此"1～2年后肩痛自然会好"这种言论并无文献研究依据。患病后积极规范治疗才是正解，可以避免因长期疼痛和活动受限导致肩功能障碍。

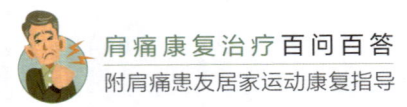

48 冻结肩能自愈吗?

冻结肩为慢性病程,恢复时间一般在6～24个月,部分患者通过综合保守治疗能完全恢复正常,但仍有约15%的患者不能恢复到正常功能水平。如果患者等待自愈,不去干预,可能会出现关节挛缩僵硬、骨质疏松,继发肌腱损伤等情况;因此,不要抱着"可自愈""等等看"的想法,忽视甚至拒绝治疗。尽早接受规范康复治疗,积极进行功能锻炼,对肩关节全面康复有重要意义。

小提示

伴有糖尿病、类风湿等基础疾病的患友,病情通常较普通冻结肩患友更加复杂,病程持续时间更长,更要重视规范诊疗,要避免盲目或者不当锻炼引发新的损伤。

49　冻结肩有哪些康复治疗方法？疗程多长？

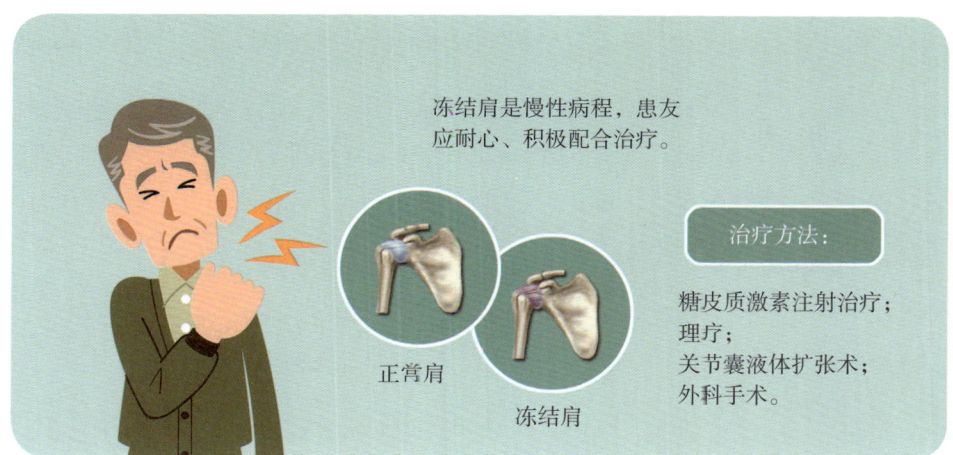

冻结肩是慢性病程，患友应耐心、积极配合治疗。

正常肩

冻结肩

治疗方法：

糖皮质激素注射治疗；
理疗；
关节囊液体扩张术；
外科手术。

图4-28　冻结肩的康复治疗

冻结肩的康复治疗方法包括物理因子治疗、运动治疗、口服消炎镇痛药物或注射糖皮质激素，还可联合关节囊液体扩张术等（图4-28）。传统医学的针灸、推拿按摩等也可以采用。

规范康复治疗半年后，如疼痛缓解不明显，经外科医生评估后，可考虑手术治疗。手术治疗包括麻醉下肩关节手法松解术，或关节镜下肩关节松解术等。

越早开始治疗效果越好，恢复速度越快，一般疗程在半年左右，如存在继发肌腱撕裂或者冻结程度严重的情况，则治疗疗程可能延长至1年或更长时间。

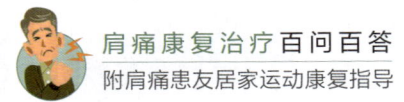
小提示

　　大多数冻结肩患友经过保守治疗（理疗+药物+超声引导下注射）可缓解疼痛，恢复肩关节运动功能，只有少数患者需手术治疗。该病病程长，患友应有耐心，积极配合治疗。

• 术后肩痛/活动受限

肩关节疼痛和活动受限是肩关节术后患者常常遇到的两个主要问题。由于疼痛和活动受限相互影响，患友病情往往陷入恶性循环。久而久之，出现肩关节僵硬、活动能力下降，影响正常生活。

肩关节术后要及时介入康复治疗，阻断"疼痛—关节活动受限"的恶性循环。

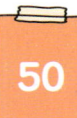

50 已经做了手术治疗，为啥还会肩痛？

这里说的肩部手术治疗包括开放性肩袖修补术、肩胛骨/上臂骨折固定术、关节镜下关节/肩袖手术等。导致肩部术后疼痛的原因可能包括：

1）肩部组织初始损伤未愈合，仍有水肿和炎症反应。

2）手术操作引发手术部位组织创伤性炎症反应。

3）术后手术部位的组织粘连、活动受限。

4）术后未及时开始康复治疗、制动导致关节挛缩等。

小提示

除积极向手术医生反映包括肩痛在内的症状表现外，还应尽早前往康复医学科，通过综合康复治疗，减轻手术部位组织炎症，缓解疼痛，进而改善肩关节活动度，提高生活质量。

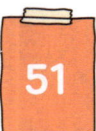
51 术后肩痛的康复治疗方法有哪些?

肩关节术后康复治疗在临床上非常具有挑战性,既要保证损伤组织的修复愈合,又要逐渐恢复肩关节活动度、肩周肌肉力量和日常生活功能。术后肩痛,X线检查提示手术部位正常,建议再做个肩关节超声检查(图4-29)。在康复治疗上,可以这样做:

(1)**理疗联合药物** 术后早期康复的重点是处理患处炎症和水肿,使用冰敷配合超声波、红外偏振光等物理因子治疗(体内如有金属内固定物如钢钉、钢板,一定要向医生进行说明),也可短期口服非甾体类消炎药物;疼痛剧烈者还可选择注射适量糖皮质激素。

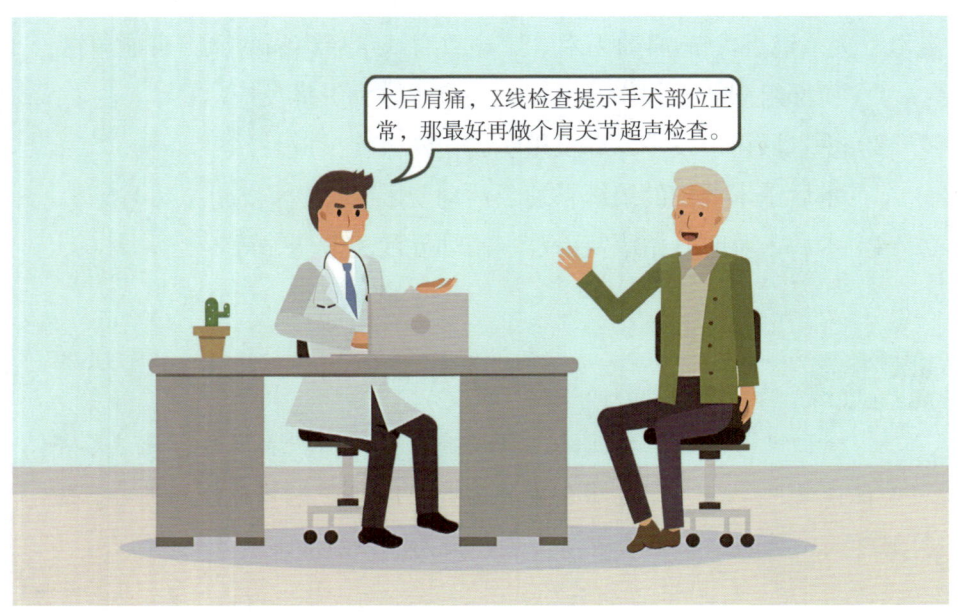

图4-29 肩关节术后疼痛可进行超声检查

（2）运动康复联合理疗　术后急性期过后，手术部位和非手术部位的运动疗法以不引起疼痛加重为度，也可联合针灸等传统方法，帮助进一步缓解疼痛，改善组织粘连．改善关节活动度。

小提示

　　骨科术后肩痛早期进行规范康复治疗，往往能避免出现关节挛缩等活动受限问题。如果能左超声影像评估术后组织情况后，再安排康复治疗，则针对性更强．有利于取得较好效果。老话说"伤筋动骨一百天"，功能康复需要一定时间，需要患友积极、耐心地配合。

52 术后什么时候开始康复治疗比较好？治疗需要多长时间？

一般来说，术后24小时，患友生命体征稳定、术后伤口不再渗血即可开始康复治疗。

1）早期采用理疗联合运动疗法的综合康复治疗方法，必要时使用消炎镇痛药物。重点在于消肿止痛，维持关节活动度以及预防术侧肢体血栓形成、肌肉萎缩等并发症。

2）恢复期康复治疗以增加关节活动度、增强肌肉力量和身体协调性为主。以理疗和运动疗法为主，若手术部位组织持续存在慢性炎症，可考虑增生疗法或PRP注射治疗。

3）通常术后整个康复治疗时间需3~4个月，体质较差及病情严重者治疗时长可延长至6个月（图4-30）。

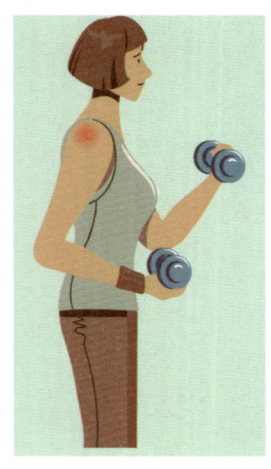
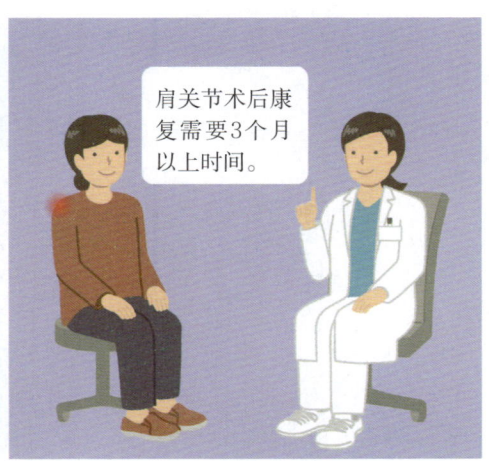

图4-30　肩关节术后尽早开始康复治疗且保证足够疗程

4）制订康复方案应综合考虑个体的实际情况，对于高龄者、巨大撕裂者等特殊患友，康复方案应该相对保守谨慎，循序渐进。

小提示

与术后晚期才开始接受康复治疗相比，早期进行康复治疗可获得更满意的肩关节功能状况，较早改善术后水肿和疼痛症状，使患友生活质量更高。

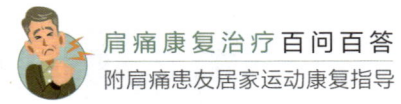
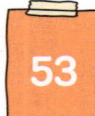

53 肩关节手术后康复有哪些注意事项？

首先，不同病因的肩痛，其损伤类型不同、手术方法不同，所需的康复治疗方案也因人而异；其次，一定要在康复专业人员的指导下进行功能锻炼，切忌盲目锻炼和完全制动；然后，康复治疗通常需要一定时间，循序渐进；最后，手术后2周内，患友要关注伤口愈合情况，如果出现红、肿、热、痛或久不愈合的情况要及时咨询手术医生。

小提示

除少部分病情严重的患友，由于肩部组织结构破损严重或者并发神经损伤等因素，可能导致肩关节功能无法恢复正常外，大部分患友肩关节都可以恢复至正常生活。切记肩部术后要早期康复、规范康复（图4-31）。

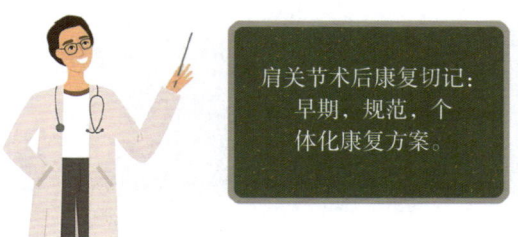

肩关节术后康复切记：早期，规范，个体化康复方案。

图4-31　肩关节术后康复治疗要点

• 乳腺癌术后肩关节疼痛/活动受限

　　有文献报道，10%～64%的乳腺癌治疗（包括手术、放疗、化疗、激素治疗和生物治疗）患友在治疗后6～36个月出现患侧上肢症状，30%～50%的乳腺癌患友治疗后存在持续肩痛和活动受限。也就是说，肩痛和活动受限是乳腺癌治疗后的常见问题，对患友的日常生活质量产生不良影响。

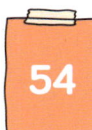

54　乳腺癌术后（治疗后）肩部疼痛/活动受限有哪些表现？

　　乳腺癌术后常有以下表现（图4-32）：

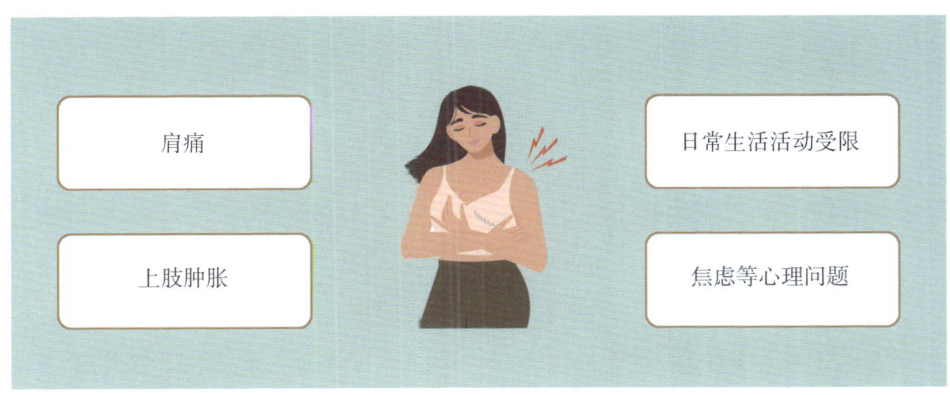

图4-32　乳腺癌术后常见表现

　　1）肩部疼痛伴有麻木，严重者影响睡眠。

　　2）肩、肘、腕关节活动受影响，可伴有肌力下降，表现为梳头、穿

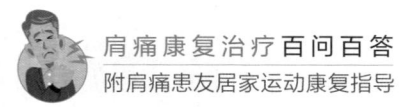
衣等动作困难且易疲劳，日常生活活动能力下降。

3）上肢肿胀（非凹陷性淋巴水肿），不对称性肢体增粗。

4）患友常因肩痛、体形丧失美感、担心肿瘤复发而感到焦虑，心理压力大。

小提示

乳腺癌术后大部分患友会出现肩痛和上肢肿胀等表现。患友可提前向手术医生了解术后可能出现的症状和功能障碍等问题，做好心理准备，有助于理性对待疼痛、水肿及活动受限等术后情况，及时开始规范康复治疗。

55 乳腺癌术后肩关节疼痛/活动受限的原因有哪些?

第一，手术本身会造成组织疼痛。这个很好理解，手术切除肿瘤和肿瘤周围组织时不可避免地造成局部组织直接损伤。比如，单侧乳房切除术不可避免地会造成胸大肌、胸小肌及内部的神经、血管、淋巴管直接损伤。

第二，手术患友因害怕疼痛和担心运动牵拉影响伤口恢复而有意或无意地限制上肢运动，使得包括肩关节在内的上肢关节活动不足、肌肉收缩不充分、血液循环受限，从而使患侧上肢更容易发生水肿、关节活动困难。

小提示

为减少术后肩痛、肢体水肿和肩关节活动受限，术前预康复、术后早期康复、恢复期定期康复都是很重要的措施。在专业人员指导下，按疗程坚持规范康复治疗，是保证疗效的重要措施。乳腺癌术后康复具有长期性，患友应做好心理准备。

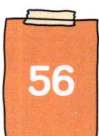

56 乳腺癌术后如何进行阶段性上肢运动康复训练?

乳腺癌术后的上肢运动康复训练主要分为3个阶段（图4-33）。

（1）第一阶段：术后至引流管拔出前　此阶段手术切口牢固性较差，此期主要进行手、腕、肘的任意主动运动及上臂的等长收缩，包括手指关节屈伸、对掌运动，肘、腕关节屈伸运动。

（2）第二阶段：拔出引流管后至拆线前　此阶段手术切口较前一阶段牢固，可进行包括肩关节前屈、后伸、内收、外展及内旋、外旋等各方向的主动运动，活动角度90°左右，疼痛控制在适当范围内，避免切口皮肤被过度拉伸。循序渐进开始上肢的功能性活动，如手指爬墙运动、梳头活动等。

（3）第三阶段：拆线后　此阶段手术切口愈合相对较牢固，可适量扩大上肢及肩关节活动范围。如肩袖肌群在各方向上主动运动，进行更大范围的手指爬墙运动；针对肩关节内收肌群的训练可选用等速肌力训练，也可进行肩关节渐进式阻力训练。

小提示

术后运动康复方式的选择因人而异；循序渐进增加关节活动度，选择可耐受的运动强度；在完成上一阶段训练内容后再进入下一阶段训练，并不是锻炼越多越好；运动过程中避免出现明显疲劳、疼痛。在家自行锻炼时，也要定期复诊，以便医生根据恢复情况来调整下一步的运动方案。

第一阶段：术后至引流管拔出前

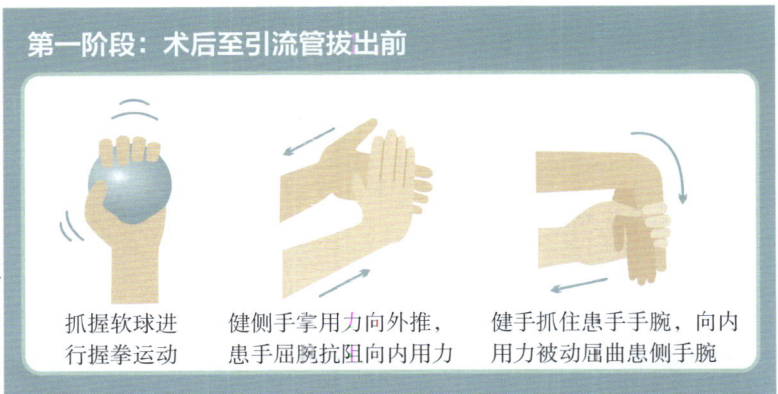

抓握软球进行握拳运动

健侧手掌用力向外推，患手屈腕抗阻向内用力

健手抓住患手手腕，向内用力被动屈曲患侧手腕

第二阶段：拔出引流管后至拆线前

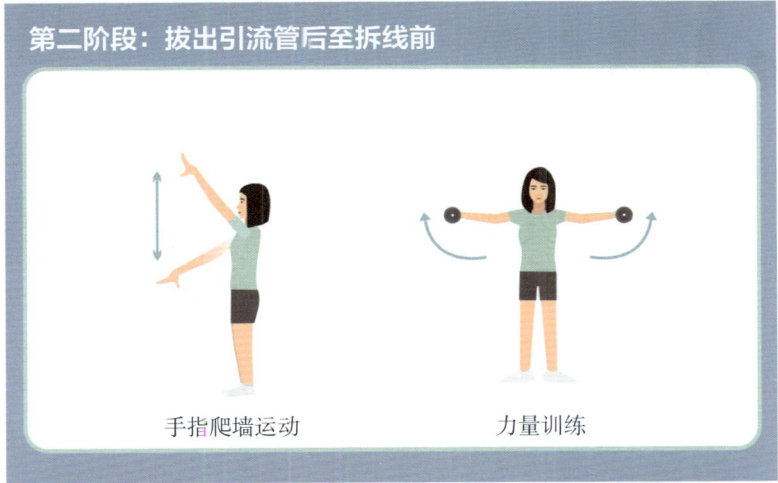

手指爬墙运动

力量训练

第三阶段：拆线后

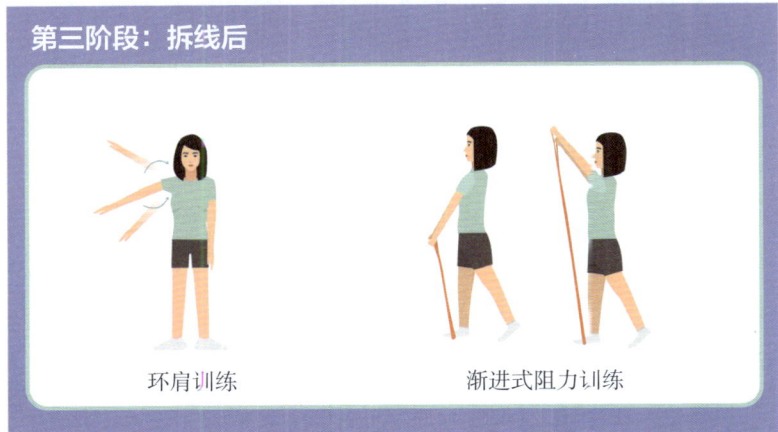

环肩训练

渐进式阻力训练

图4-33　分阶段进行乳腺癌术后康复

57 乳腺癌肩痛患友的预后怎么样？

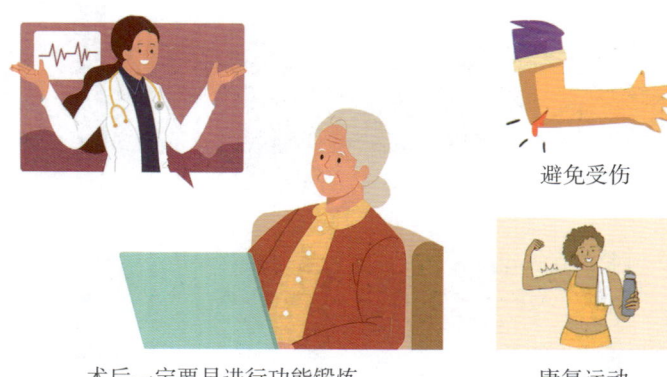

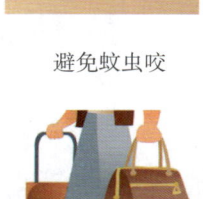

避免受伤　　　　　避免蚊虫咬

术后一定要早进行功能锻炼　　康复运动　　避免提重物

图4-34　乳腺癌术后注意事项

　　国内外诸多研究发现，与早期未进行功能锻炼的患友相比，术后早期开始功能锻炼的患友在肩关节活动度、肌力、耐力和肢体运动功能上，均明显获益。

　　因此，肩痛和肢体功能的预后与术后早期是否开始康复治疗有关，术后早期康复治疗对患友术后肩关节功能的恢复起到决定性作用（图4-34）。一般来说，术后3个月为最佳恢复时期。尽早介入康复治疗，患友各项临床问题能得到早期关注和及时处理。当然，也有病情复杂的患友存在顽固性疼痛、水肿，病程时间长，功能预后稍差。

小提示

一般情况稳定后，如手术部位无明显红、肿、热、痛，患友在术后24小时内就可以开始腕手功能锻炼。另外，患友除配合医生做好各项康复治疗外，还应加强对受累肢体的保护，如避免提拉重物、避免蚊虫叮咬和受伤等。

PART 5

第五篇
其他原因导致的肩痛

除了前篇介绍的常见肩痛疾病，脑卒中后偏瘫、糖尿病、心脏病、胆囊炎等疾病也会导致肩痛。这些疾病导致的肩痛都有哪些表现？病情是否严重？有哪些注意事项？在本篇，我们将对上述问题一一进行解读。

58 肩周滑囊、肌腱、韧带损伤疾病引起的肩痛严重吗?

肩周的滑囊、肌腱和韧带是引发肩痛的常见组织部位(图5-1)。引发肩痛的常见病因/诱因包括受凉、劳损、退化(老化)、意外伤害、锻炼不当等。导致肩痛的常见疾病包括肩峰下滑囊炎、肩袖损伤、肱二头肌长头肌腱炎、肌肉慢性劳损、肩峰下撞击综合征、冻结肩("五十肩")等。

这些疾病表现为不同程度肩痛伴肩关节活动障碍,但都不属于严重病情,若能及时就诊,规范康复治疗,后期恢复良好。

小提示

应认真梳理自己是否存在上述导致肩痛的病因/诱因,在日常生活、工作中避免不当牵拉或过度使用肩部。尽管病情并不严重,但若长时间不治疗,或者长时间暴露在损伤因素中,使得病情混杂迁延,或者并发神经损伤,则会进展至严重程度。

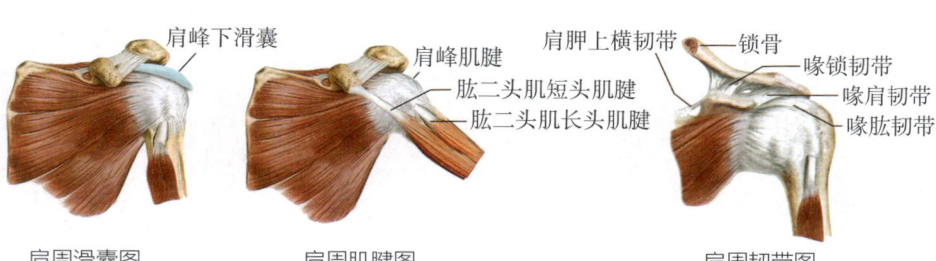

肩周滑囊图　　　　肩周肌腱图　　　　　　肩周韧带图

图5-1　肩关节周围滑囊、肌腱和韧带示意图

59 脑卒中后偏瘫侧肩痛是否严重？

约1/3脑卒中（脑卒中分为脑梗死、脑出血）患友会出现偏瘫侧肩痛。偏瘫侧肩痛的原医较复杂，发病机制还不十分清楚，目前医学界较认可的主要原因包括：偏瘫侧肩关节周围肌肉痉挛或者肌肉无力，肩关节周围韧带、肌腱、滑囊等组织炎症，臂丛神经受牵拉损伤，偏瘫侧上肢神经调控功能障碍，等等。

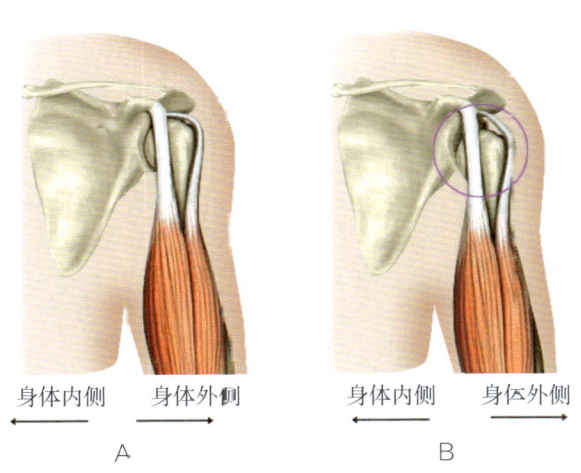

身体内侧　身体外侧　　　身体内侧　身体外侧

A　　　　　　　　B

图5-2　盂肱关节
A.正常的盂肱关节；B.半脱位的盂肱关节。

听起来好复杂！确实，脑卒中后偏瘫侧肩痛的发病机制复杂，且病情较个体化，上述各种原因之间还相互影响，如不能及时进行规范康复诊疗，容易进展为难治性肩痛或慢性肩痛，治疗会更复杂。

单一的偏瘫侧肩周组织发炎引起的偏瘫侧肩痛，病情相对简单。如果伴有肩关节半脱位（图5-2）、肩手综合征、肩周肌腱撕裂等损伤导致的肩痛，病情则相对复杂。

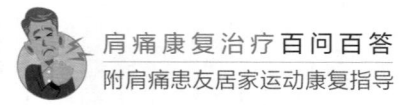

小提示

　　脑卒中后偏瘫侧肩痛的病因复杂，误诊、误治或者不当的护理都可能加重病情。患友一定要到正规医院的康复科进行综合、规范治疗，在康复专业人员指导下进行日常肩部护理和功能锻炼。另外，偏瘫的治疗具有长期性，患友和家属要做好充分思想准备。

60　糖尿病患友发生的肩痛病情严重吗?

糖尿病是中老年人群的常见病、多发病，也是导致脑卒中、高血压和慢性肾病的常见病因。而很多人可能并不知道，**糖尿病患友也是肩痛的高发人群**。调查资料显示：1型糖尿病肩痛患病率约为10%，2型糖尿病肩痛的患病率达22.4%～29%。

糖尿病患友的肩痛病情往往较普通非糖尿病人群更严重、更复杂、病程更长，常常表现为反复发作的顽固性疼痛。临床工作中，我们发现糖尿病患友往往在出现肩痛伴活动障碍后才就诊，肌骨超声检查时多发现有患侧肩周肌腱部分撕裂、肩关节囊粘连严重等问题，有时甚至双肩均发生结构损伤性改变，给治疗带来很大麻烦，对患友的日常生活也造成明显困扰。

小提示

糖尿病患友一旦发生肩痛，其病情的严重性也高于普通人群。糖尿病患友一旦发现肩痛和活动受限，应及时就诊寻求专业帮助，并按要求定期复诊；切忌听从非专业人员建议盲目进行牵拉肩部、爬墙或暴力推拿等加重肩部组织损伤的不当锻炼和治疗。

61 甲状腺功能减退症引起的肩痛严重吗?

数据显示,约80%的甲状腺功能减退症患者会出现肌无力、痉挛、肌痛等症状(图5-3)。其中,肩周和髋周肌群会出现缓慢进展的对称性肌无力,部分患者还会出现手脚处小关节肿胀、腕管综合征等。肌无力和疼痛会增加肩关节粘连,导致冻结肩。

与常见的退变性肩痛相比,伴有甲状腺功能减退症的患友,肩痛病情更复杂些,如果甲状腺功能减退症患友伴有明显肩部疼痛和显著的肩关节活动受限,则属于严重病情。

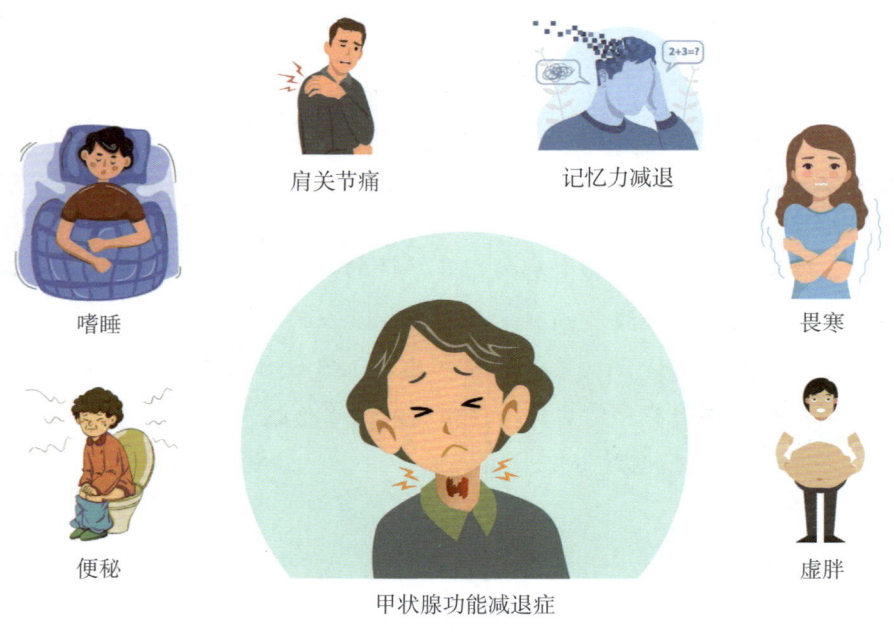

图5-3 甲状腺功能减退症的相关临床表现

小提示

平时要规律参加适当的体能锻炼，维持肌肉健康状态，减少因少动而发生肌无力和关节疼痛的可能性；定期前往专科复查甲状腺功能，必要时调整药物；如出现四肢肌力下降、肌痛等表现时，应及时到康复专科接受检查和治疗。根据康复医务人员的建议，结合自身体能安排合适的运动方式和运动强度。

62 ## 为什么心脏病可以引发肩痛？心脏病伴发的肩痛严重吗？

　　心脏病引发左肩痛的原因在于：支配肩痛和心脏疼痛的感觉神经位置相近，都位于脊髓后角。当心脏出现疾病时，其感觉神经会将疼痛信号传至脊髓，由于两者在脊髓后角处的神经位置相邻而相互影响，大脑接收到神经传递的信号时，有时分不清疼痛是来自心脏还是肩膀，误以为是肩痛（图5-4）。

　　由于心脏病引发的肩痛是神经反射痛，肩部本身组织结构并未发生损伤，也无明显的肩部病变。然而，心脏病本身就是严重问题，肩痛是心脏发病时引发的牵涉痛，是心脏在求救，如若救治不及时，很可能会发生心肌梗死或心力衰竭等，危及生命安全。

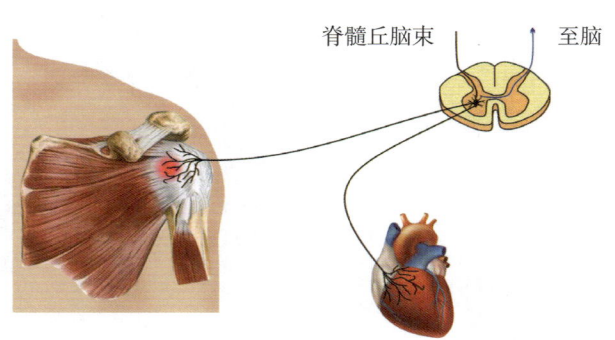

脊髓丘脑束　　　　　至脑

图5-4　心脏病导致肩痛的神经传导示意图

小提示

　　在心脏病高发的冬季，有高血压、心肺基础疾病和动脉硬化的老年患友出现无诱因的肩痛要及时就诊，排除发生心脏病的可能。当然，也不排除在患上肩部疾病的同时，恰巧心脏病发作的情况。

63 **怎么鉴别普通肩痛和心脏病引发的肩痛?**

心脏病引发的肩痛跟常见肩屑疾病引发的肩痛可通过以下几点鉴别:

1）心脏病引发的肩痛，常常为阵发性，持续时间短，并伴有胸口（心前区）不适等。而与肩屑疾病相关的肩痛往往为持续性，并伴有肩关节活动受限，无心脏不适。

2）肩周疾病所致肩痛常有外部损伤、肩部受凉、肩部频繁劳作等明确病史或诱发因素，且伴有明确的肩部主动或被动活动受限。而心脏病引发的肩痛是由反射性神经痛引起的，肩部活动范围无明显受限，但伴心前区不适。

3）通过口服硝酸甘油可以缓解心脏病引起的疼痛，不能缓解肩周病变引发的肩痛。

小提示

老年患友出现伴随胸口（心前区）不适或消化道症状的肩痛时，尤其是原来就有心血管基础疾病的老年患友突发左肩痛，一定要及时前往医院排查心脏疾病问题。

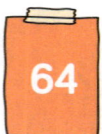
64 怎么鉴别普通肩痛和胆囊疾病引发的肩痛？

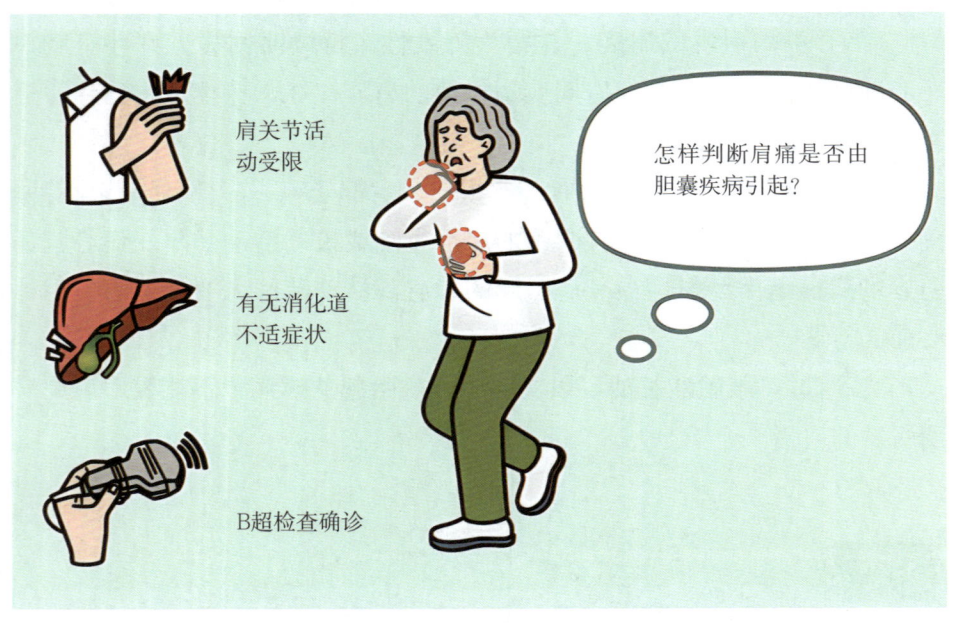

图5-5　胆囊疾病并发肩痛与普通肩痛的鉴别

与心脏病引发的肩痛原因相似，胆囊疾病引起的右肩痛亦为牵涉痛（胆囊炎症会刺激右侧膈神经末梢，出现右肩皮肤反射性疼痛）。但胆囊疾病患者在肩痛之前会有反复发作的消化道症状，如右上腹疼痛、嗳气、厌油腻等表现。

如需排除胆囊疾病引发的肩痛，可前往正规医院行腹部B超检查。经针对性抗感染、解痉治疗可缓解胆囊疾病引发的肩痛。如肩痛未获缓解，需行进一步专科检查排除肩部组织患病的可能（图5-5）。

小提示

　　普通肩痛可能同时合并胆囊疾病，这时需要结合是否有腹痛、厌油等消化道不适症状，以及肩痛时是否存在肩关节活动受限进行判断。如果是胆囊疾病牵涉导致的肩背疼痛，肩部运动则不受限，这种状况下需要先到消化内科/外科就诊，规范诊疗胆囊疾病。如果确实存在肩痛伴活动受限，应前往康复科/关节外科进行规范诊疗。

PART 6

第六篇
肩痛康复治疗

　　康复治疗是肩痛疾病的重要治疗方法之一，具体方法多种多样。在本篇，我们将对康复科目前开展的治疗方法和治疗注意事项进行详细阐述，引导患友选择适合自己病情的康复治疗方法，帮助患友避开治疗误区。

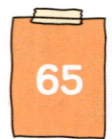

65 什么是康复治疗？常用的康复治疗方法有哪些？

跟大家熟知的药物治疗、手术治疗一样，康复治疗是疾病和功能障碍的有效治疗方法，适用于伴有各种功能障碍的急、慢性疾病，有其适用的疾病范围和合适的切入时机。

康复治疗方法多种多样，包括设备辅助的物理因子治疗、运动疗法、作业疗法、言语吞咽功能治疗、心肺功能康复、辅助具治疗等方法，每种治疗方法又包括多项治疗技术（图6-1）。

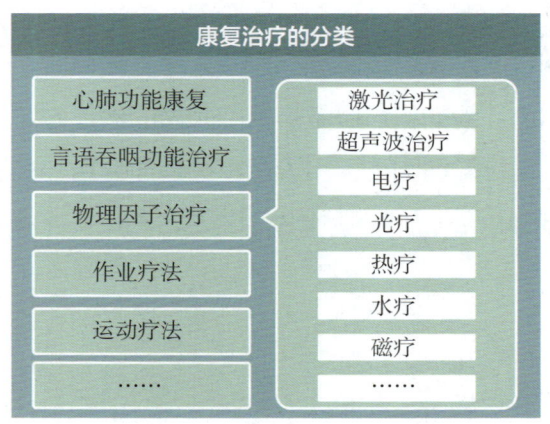

图6-1　康复治疗方法多种多样

小提示

不同疾病和功能障碍，或者严重程度不同的疾病，所需康复治疗方法各不相同。因此，康复治疗方案因人而异，选用康复治疗项目不可盲目跟风。规范康复治疗需要由有执业资格的康复专业人员实施。

66 什么是物理治疗？肩痛常用的物理治疗方法有哪些？

物理治疗是康复治疗的一个重要类别，其涵盖的治疗手段丰富。**分为两大类：一类是运动疗法，**由专业治疗师通过手法实施治疗和功能训练；**另一类是物理治疗，简称"理疗"，**是通过现代物理治疗设备（声、光、冷、热、电、磁、水等）进行治疗。物理治疗是非药物的、对身体无创的"绿色"治疗，很受广大患友欢迎，尤其是不愿口服药物或者没有手术适应证的中老年肩痛患友很乐意接受物理治疗。

肩痛常用的理疗方法包括超声波、冲击波、干扰电、超短波、微波、磁热、超激光等。这些理疗方法具有消炎镇痛、改善血液循环、消肿、放松紧张肌肉、促进感觉和运动功能恢复的疗效（图6-2）。

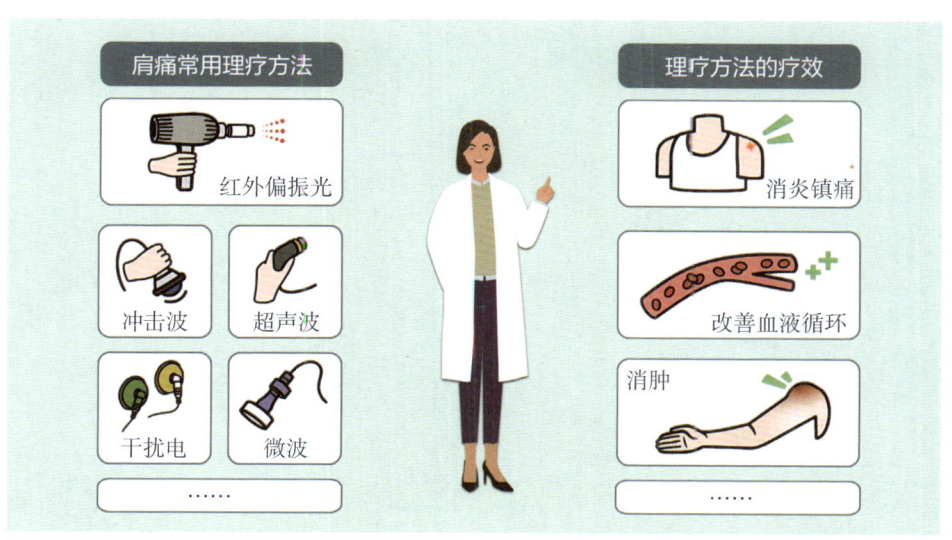

图6-2 肩痛常用的物理治疗方法及疗效

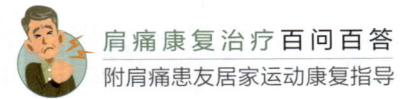
小提示

　　理疗是非药物治疗方法，但如果选用的理疗方法不当，不仅疗效欠佳，甚至可能引起副作用，对身体造成伤害。因此，在自身病情没有得到明确诊疗和规范评估前，不要盲目选用理疗项目或自行购买理疗设备。另外，理疗也需按疗程规范进行，肩痛才能得到持续改善。

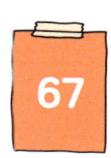

67

面对眼花缭乱的理疗项目和设备，我该如何选择？

在选择适合的理疗项目和设备前，患友要多问自己几个"什么"（图6-3）：

1）我得了什么病？认真感受身体有哪些不适症状。

2）我的病不能用什么治疗方法？即不适宜的治疗方法有哪些。

3）这个理疗设备有什么效果？即疗效是什么。

4）我的病情是否适合用这个理疗项目和设备？

除上述问题外，具体选用哪些理疗项目还跟肩痛的病情分期（急性或慢性期）、病灶位置（深浅）、病情复杂程度（多部位发病）等因素有关。举例来说，肩关节退变伴随的滑膜炎、关节积液，可选用超短波、微波治疗；肩袖退变可选用超声波、激光、冲击波治疗；冻结肩恢复期合并关节活动受限，除进行理疗外，运动疗法和功能性锻炼也必不可少。

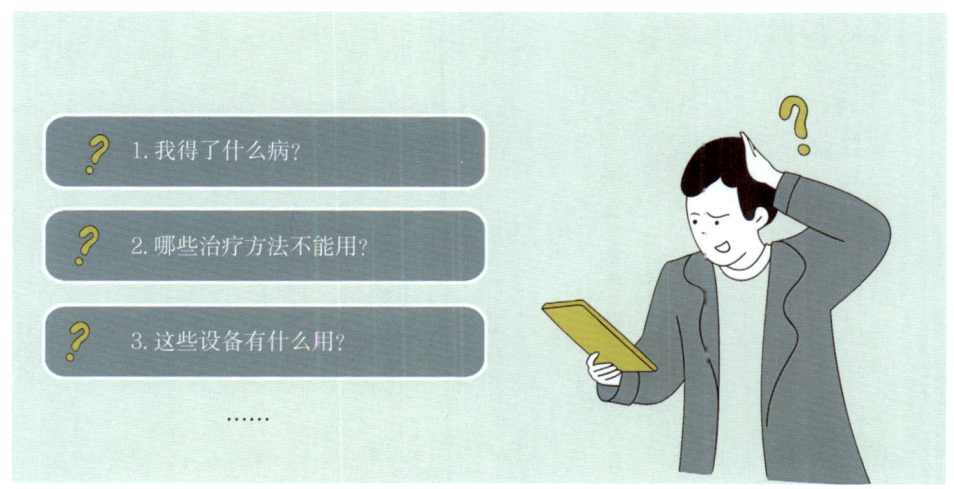

图6-3 选择理疗方法需要专业指导

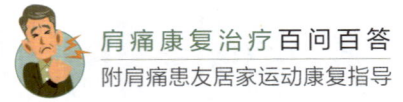
小提示

　　尽管理疗属于非药物的"绿色治疗"，但由于每种治疗项目都有其使用适应证和禁忌证，因此，选错理疗项目，轻者可能出现治疗后不适、原有症状加重，重者可能对病情造成不可挽回的负面影响。一些上班族肩痛患友往往喜欢自行买些小型家用理疗设备进行居家康复理疗，对于这样的患友，我们建议你在选择理疗设备时要多问几个"什么"，或者咨询专业康复人员。

68　理疗需要按疗程治疗吗？为啥有些理疗在治疗时没感觉？

　　与药物治疗一样，理疗项目也有其特定的处方剂量要求和疗程规范。疗程长短通常跟病情严重程度有关，病情严重的，安排的疗程和次数多于普通病情。不同的理疗项目，治疗频次和疗程长短也有差别，传统理疗项目建议每天1次，新型理疗项目如冲击波治疗则间隔5~7天1次。1个疗程常常包括5~10次治疗。每种理疗都应按疗程规范进行。

　　患友接受理疗时的体感跟理疗设备提供的物理治疗因子属性有关。有些理疗设备不会产生显著的振动、温热、挤压等感觉，比如红外偏振光、超短波、短波等理疗的无热量处方，在治疗过程中患友没有明显体感，但这并不会影响该设备发挥作用（图6-4）。

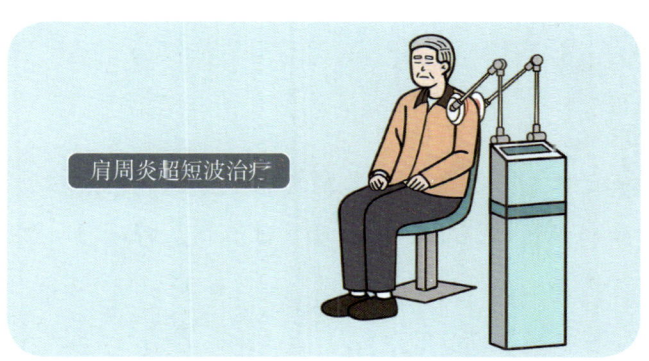

肩周炎超短波治疗

图6-4　某些理疗项目治疗时身体没有明显感觉

小提示

　　患友前往医院进行理疗时，可向医生询问治疗项目的体感和疗程，以便更好地配合规范康复治疗，达到满意疗效。

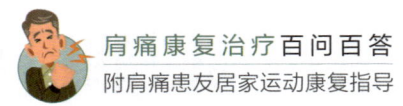

69 肩痛患友不适合理疗的情况有哪些？

理疗被认为是绿色、安全的非药物治疗方法，其临床疗效肯定，受广大患者欢迎，有广阔的适用范围，但理疗也有其使用禁忌证。

（1）当肩痛患友生命体征不稳定或病情处于危重情况时：

1）开放性创伤伴感染发热。

2）患有传染性疾病如结核且处于急性期。

3）处于恶病质阶段的肿瘤疾病。

4）肩关节恶性肿瘤或其他部位恶性肿瘤发生肩部转移时。

5）未经处理的开放性肩关节骨折。

6）急性败血症、持续性高热等。

（2）体内有金属内固定装置和起搏器时，则不能使用电疗项目。

小提示

理疗项目不是万金油，有其特定的适应证和禁忌证，在没有明确疾病诊断和病情状况前，切不可盲目选用理疗项目，要在专业人员的指引下选择。

70 传统医学治疗肩痛的方法有哪些?

临床上常用来治疗肩痛的传统医学方法包括各种针刺、灸法、推拿治疗、拔罐、梅花针、放血疗法、刮痧治疗、中药外敷、小针刀治疗、穴位注射疗法等。每种治疗技术均有其适用的病症、禁忌证和最佳的病情切入时机,因此,为保障患友的医疗安全和疗效,具体使用哪种治疗方法,建议由中医专科医生进行辨证论治(图6-5)。

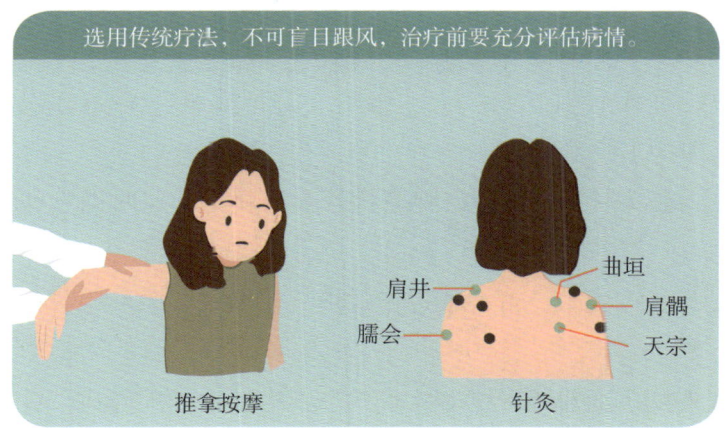

图6-5 传统医学治疗方法选对才有效

小提示

中医中药是中华民族的医学瑰宝,其良好的疗效吸引了大量患友。但不可盲目跟风选择不适合自己的治疗方法,尤其是慢性肩痛患友,选择治疗方法前一定要明确诊断、全面评估。

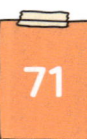
71 什么情况不适合做针灸或推拿治疗呢?

针灸或推拿等传统医学治疗方法对于缓解肩痛有不错的疗效,但存在如下情况时,不适合首选针灸或推拿(图6-6)。

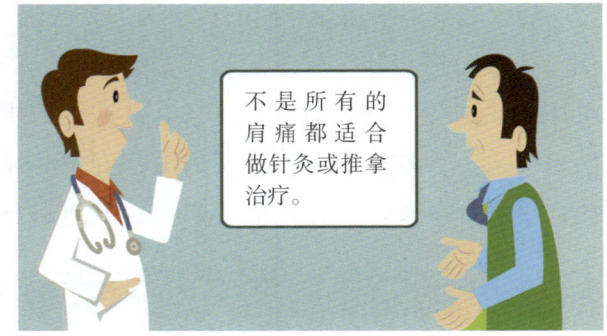

不是所有的肩痛都适合做针灸或推拿治疗。

图6-6 是否选用传统医学治疗因人而异

1)骨折、肌腱完全断裂、肿瘤等疾病引发的肩痛,因为有明确的致痛疾病,建议先前往骨科或肿瘤科等专科就诊,及时确诊和治疗原发疾病。

2)处于过度疲劳、醉酒或过饱过饥、情绪过分激动等身体情况时,容易出现晕针,不宜使用针灸。

3)血友病、血小板减少等疾病的患友有凝血功能障碍,针灸后针口有慢性渗血的可能。

4)对于孕早期,患有重度骨质疏松、骨关节结核、骨髓炎、韧带或肌腱撕裂疾病的患友,不建议做推拿治疗。

小提示

针灸和推拿治疗都有其适应证、相对/绝对禁忌证、治疗前后注意事项等,接受治疗前,应和医生做充分沟通,告知个人病情、基础病史等情况,制订个体化治疗方案,不要隐瞒病情。

72　我可以在家自己做运动治疗吗？

　　首先，患友们要理解"运动治疗"和"运动锻炼"有所不同。运动治疗通常在医院进行，由医院的康复专业治疗人员执行，需要患友积极配合。运动锻炼通常居家进行，也可以通过跟随运动锻炼指导视频由患友自行完成。

　　运动治疗包括手法治疗和运动训练两部分。其中手法治疗包括关节松动、肌肉牵伸、筋膜松解、神经松动及传统的推拿按摩等技术；运动训练则是有针对性地对出现功能障碍的肌肉和肌群进行肌力、肌耐力、协调能力和控制能力的训练。

　　一般情况下，按每周1~2次的频率进行运动治疗，具体治疗频次由康复专业人员根据患友病情进行增减、动态调节，以达到最佳效果。

　　所以，运动治疗只能在专业康复机构完成，而运动锻炼则可以居家进

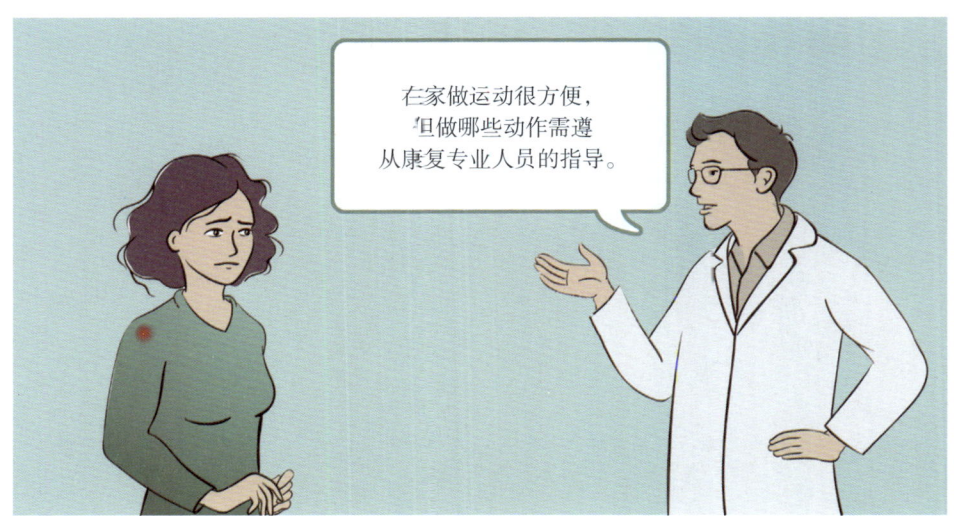

图6-7　居家运动需遵从专业建议

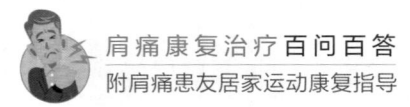
行。为病情恢复需要，主管医生往往要求患友除规律前往医院进行运动康复治疗外，还会给患友布置运动锻炼的家庭作业（图6-7）。

小提示

　　规范的运动康复治疗需在正规的医疗机构、由专业的康复治疗人员指导完成。主管医生会根据患友病情布置居家锻炼任务。患友应定期复诊反馈居家锻炼完成的情况和效果，运动治疗和居家锻炼有效配合有利于促进肩痛患友早日康复。

73 肩痛锻炼常见误区有哪些？

肩痛锻炼有以下常见误区（图6-8）：

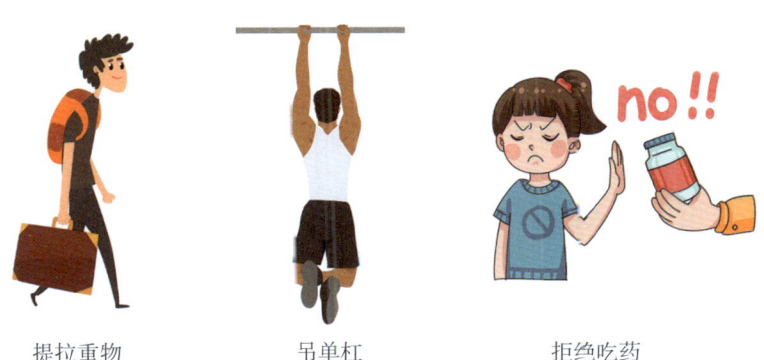

提拉重物　　　　　吊单杠　　　　　拒绝吃药

图6-8　肩痛康复常见误区

（1）误区一：锻炼越用力效果越好　采用猛烈牵拉上肢、手拎重物、忍痛抬高肩部等锻炼方法。错误的用力方式易导致肩周韧带和关节囊损伤加重、粘连挛缩加重，为治疗带来困难。

（2）误区二：选用错误的锻炼方式　例如"吊单杠""抢胳膊"，会对肩袖造成更加严重的结构损伤。

（3）误区三：对肩痛锻炼的长期性认识不足　锻炼"见好就收"，认为症状减轻就是好了，不再坚持锻炼。殊不知慢性肩痛症状和功能受限在致病诱因的影响下容易反复。充足规范的疗程有助于病情完全恢复，减少肩痛复发。

（4）误区四：只要坚持锻炼就能恢复　有些患者非常排斥药物治疗，只愿意选择非药物治疗方法。事实上，前来医院就诊的患友中，病

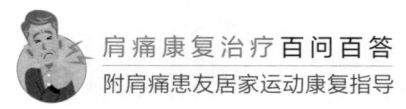

情复杂的不在少数，往往需综合药物、理疗、运动治疗等，甚至需要通过手术治疗才能恢复。

小提示

　　积极主动锻炼是缓解疼痛和改善功能的有效措施之一，但要小心谨慎，避免锻炼误区，以免病情加重对身体造成不可逆损伤。

74 # 肩痛能只吃药治疗吗？

药物具有减轻炎症、缓解疼痛的疗效，可阻断或延缓"疼痛—关节活动减少—关节僵硬—活动受限加重—关节挛缩"的不良循环，加快患友康复进程，在肩痛康复治疗中具有重要作用。

1）轻度肩痛时，如果疼痛对患友的日常生活无明显影响，可暂不予以口服药物，选用针对性的理疗或者外用药物，甚至仅充足的休息就可以缓解疼痛。

2）中等严重程度的肩痛且伴有关节活动受限时，在排除药物使用禁忌证后，根据病情选用口服抗炎镇痛药，必要时联合物理因子、运动疗法等治疗。

3）重度疼痛和关节活动显著受限的情况下，单一的口服药物效果欠佳，可考虑局部药物注射治疗；如伴有更严重的活动受限，仍需联合其他治疗方法。

因此，肩痛是否只吃药治疗，应根据患友的肩痛疾病诊断和疼痛严重程度，结合患友身体一般情况等来决定。

小提示

不论选用单一的药物治疗，还是药物联合其他治疗方法，都应在明确诊断、完善病情评估的基础上，结合自身基础疾病、身体状况等，得出最佳治疗方案。患友应充分接受专科医生的建议。

75 消炎镇痛药有什么副作用和注意事项？

我们俗称的消炎镇痛药，其专业名称为"非甾体类抗炎药"（non-steroidal anti-inflammatory drugs, NSAIDs），这类药物是治疗骨关节疾病的常用药物。

临床上常用的NSAIDs药物有美洛昔康、依托考昔、塞来昔布和双氯芬酸钠等。常见的不良反应多为胃肠道不适，如胃痛、胃溃疡、胃出血等，其他少见的不良反应包括肾功能损伤、转氨酶升高、黄疸、皮疹、白细胞减少、头晕、哮喘等。

在服用此类药物之前，患友需注意以下事项（图6-9）：

1）活动性消化道溃疡、消化道出血史、严重肝肾功能不全者谨慎使用。

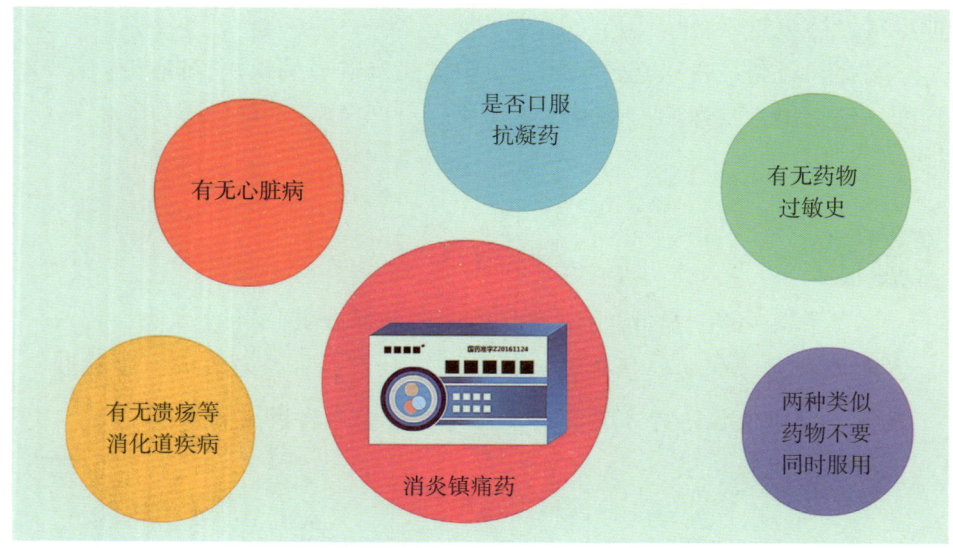

图6-9 使用消炎镇痛药的注意事项

2）部分NSAIDs药物和抗凝药物冲突，可能增加严重心脑血管病事件如心肌梗死、脑梗死的发生率，心脑血管病患友使用该药前应咨询医生权衡疗效与风险。

3）对水杨酸类或其他NSAIDs药物有过敏史的患友不宜使用。

4）避免同时使用两种或两种以上的NSAIDs药物。

小提示

医生在开具此类药物时，常常会询问患友相关药物使用情况、是否有过敏史、既往消化道疾病史和心脏病史等，以保障患友的用药安全。患友应据实告知，以免发生药物过敏等意外情况。

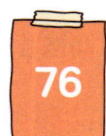

76 **我可以自己在家门口的药房买药吃吗?**

　　任何药物都有其明确的使用适应证和严格的禁忌证,不同药物之间也会相互影响,切记不要盲目服药(图6-10)。尤其是伴有基础疾病、平时长期服用治疗各种基础疾病相关药物的老年患友。为避免多种药物同时使用带来的副作用或不良影响,在未得到主管医生的同意前,不要擅自购药口服。

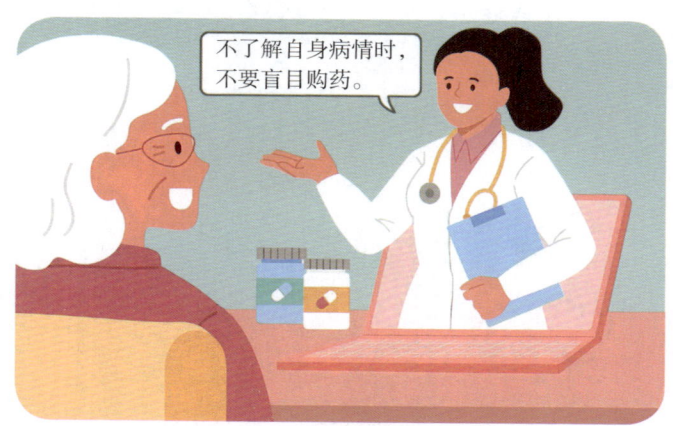

图6-10　肩痛切勿盲目自行购药

小提示

　　虽然家门口的药房购药方便,但为了自身安全,购药前要咨询专科医生或药师的专业建议;若患友拟自行在药店购药,应咨询药师相关药物的副作用和禁忌证等。在不了解自身病情的情况下,患友不要盲目购药、用药。

77 理疗和药物治疗，哪个方法的效果好？

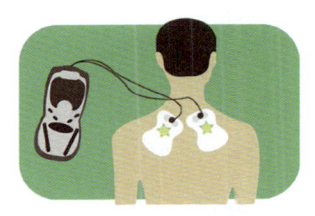 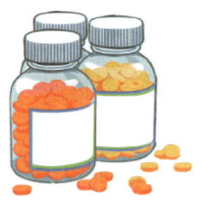

理疗和药物都是治疗肩痛的有效方式，必要时联合使用

图6-11　理疗和药物治疗各有优势

　　理疗和药物都是治疗疾病的有效方法之一，不论哪种治疗，都有其适应证和禁忌证。就好比打仗，既要有短兵相接的白刃，也要有远距离作战的大炮。白刃无法完成远距离发射，大炮也无法实现近距离目标攻击。相信患友明白这个比喻，只要治疗方法选用得当，都有疗效。

　　另外，理疗和药物治疗各有优势（图6-11）。药物治疗具有起效快、应用简便、携带方便的优点。理疗不用打针、吃药，深受老年患友欢迎，但为保证理疗效果，需按疗程频繁往来医院，出行负担较重。

小提示

　　只要选对适用病症，找准治疗切入时机，理疗和药物治疗都是非常有效的肩痛康复治疗方法。另外，如果病情复杂或者严重，往往需要联合治疗才能达到更好的疗效。

78 什么是肌骨超声影像引导注射治疗？

为方便患友理解超声影像引导治疗技术，我们用"看电视"来比喻：超声探头好比摄像头，超声显示屏就像电视机屏幕。超声探头在人体表面滑动，捕捉体内病变部位，并通过实时成像传输技术在超声屏幕上即刻显示疼痛病灶的图像。捕获到病灶后，把超声探头固定在病灶上方的体表部位，在超声显示屏实时画面的引导下，操作医生将注射针精准地送达病灶、实施注射（图6-12）。

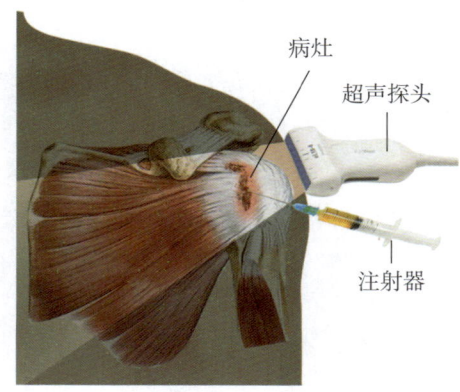

图6-12　肌骨超声影像引导注射治疗示意图

从寻找病灶、定位病灶到完成病灶处注射，整个治疗过程都在屏幕的可视化监控下完成，精准、安全、高效。

小提示

肌骨超声影像引导注射治疗属先进的疼痛康复治疗技术，其疗效和安全性在医疗技术发达的国家和地区已被充分认可，目前国内能开展此项治疗方法的医院尚有限。如您的病情需要采用超声影像引导注射治疗，建议前往有熟练操作经验的康复专科进行治疗。

79 对比传统徒手注射（盲打），超声影像引导注射的优势有哪些？

为保障注射的安全性和有效性，实施注射前需要精准定位病灶和注射位点。

传统注射治疗由操作者根据体表标识定位注射点，依据手的感知来判断注射针是否到达病灶部位，注射效果和安全性与操作者的个人经验有很大关系。超声影像引导注射首先通过超声影像锁定病灶位置，然后在实时监控下引导注射针到达病灶后实施注射。该技术有如下优势：

1）超声设备能清晰显示人本肌肉、血管、神经结构的真实影像，因此，可引导注射针避开病灶周围重要的血管、神经和脏器，实现安全注射（图6-13）。

2）避免反复穿刺造成不必要的组织损伤，缩短治疗过程，患者体验感更好。

3）根据超声影像显示的病灶严重情况（大小、位置），实现给药剂量个体化。

小提示

超声影像不仅可以用来引导精准定位注射治疗，还可以实现治疗前评估（通过超声影像了解病情严重程度），帮助制订精准治疗方案，以及进行定期治疗后随访（直观评估病灶变化情况）。另外，超声影像引导注射为深部关节和周围神经的注射提供安全、有效的保障。

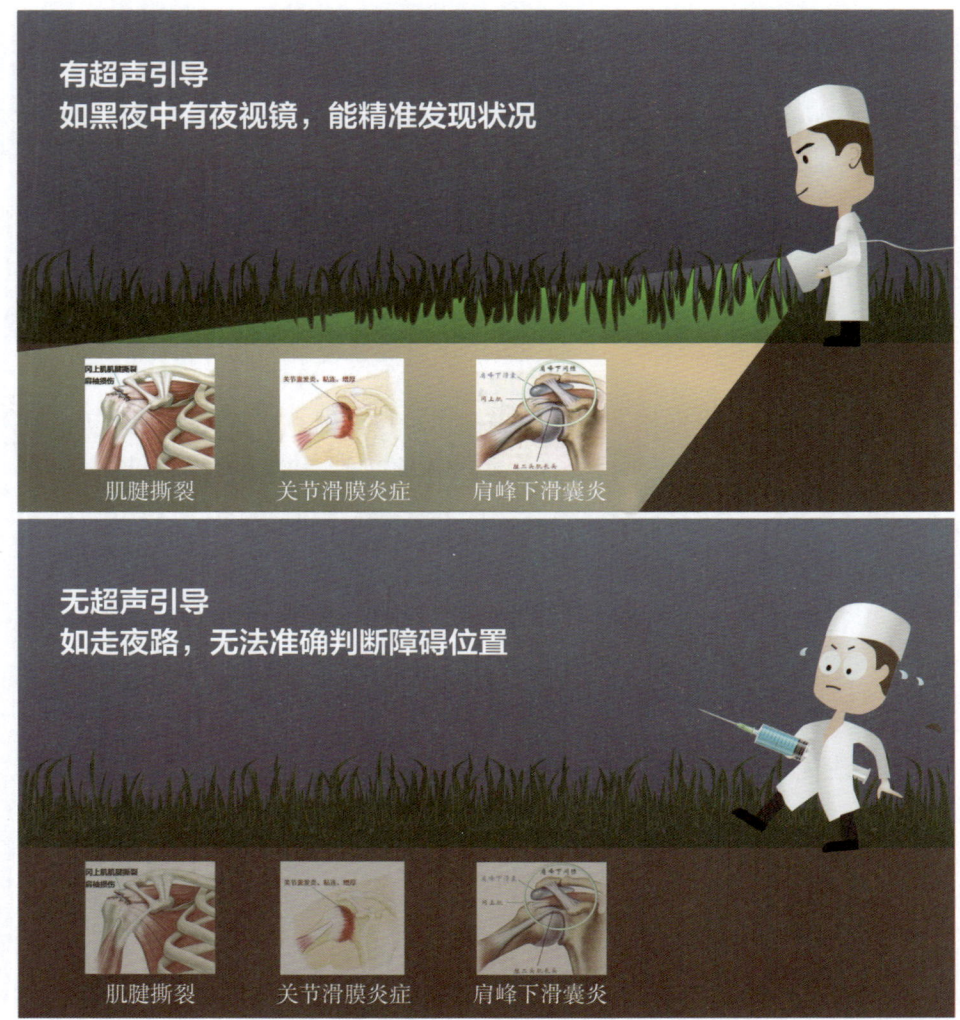

有超声引导
如黑夜中有夜视镜，能精准发现状况

肌腱撕裂　　关节滑膜炎症　　肩峰下滑囊炎

无超声引导
如走夜路，无法准确判断障碍位置

肌腱撕裂　　关节滑膜炎症　　肩峰下滑囊炎

图6-13　超声影像引导实现精准定位注射

80 超声影像引导注射治疗适用的疾病有哪些?

超声影像引导注射适用于多种原因引起的颈肩腰腿疼痛、神经损伤等疾病，包括：

1）四肢关节（肩、肘、腕、手指、髋、膝、踝及脚趾等）疾病。

2）脊柱（颈椎、腰椎、骶椎）及脊神经退行性疾病或者术后疼痛（图6-14）。

3）躯干部位肌腱、韧带、滑膜等组织劳损、老化退变导致的疼痛。

4）腕管综合征、肘管综合征、坐骨神经痛、腓总神经损伤等周围神经疾病导致的麻木、疼痛等感觉异常和运动功能障碍等。

小提示

肌骨超声无辐射，适用疾病范围广。采用超声引导定位注射技术可以保证治疗安全和疗效。

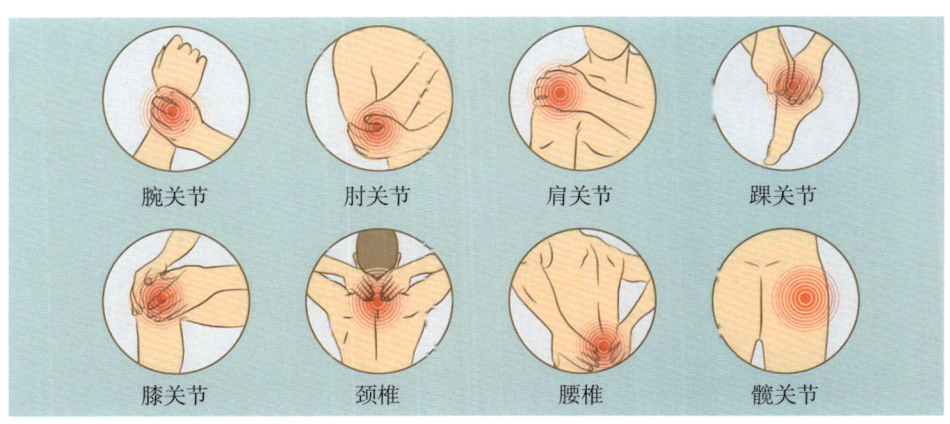

| 腕关节 | 肘关节 | 肩关节 | 踝关节 |
| 膝关节 | 颈椎 | 腰椎 | 髋关节 |

图6-14 超声引导注射适用于关节和脊柱疼痛相关疾病

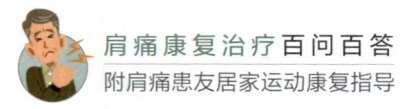
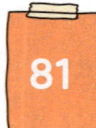

81 超声影像引导注射治疗有哪些注意事项?

注射治疗是一种微创治疗,按照医疗管理规定,患友需签署注射知情同意书。同时,患友应注意:

1)注射前,患友应如实告知医生其患有的基础疾病和目前使用的药物、疗效及药物过敏史等情况,并提前做好注射部位皮肤清洁,注意不要空腹接受注射治疗。

2)注射时,患友衣着应穿脱方便,易于暴露注射部位,并保持心情放松。

3)注射结束后,需留观10分钟左右,无异常、无不适方可离开;注射针眼在4～6小时内不得污染、浸水,避免感染。

4)治疗疗程内,患友应保持良好的饮食和作息习惯。避免饮酒,避免剧烈运动和劳累,避免食用刺激性食物等。

小提示

由于注射治疗的治疗目的和同期服用的药物各有不同,患友须谨遵医嘱,与医生密切配合,争取早日摆脱疾病困扰。

82 注射治疗后多久显效？1个疗程需要多长时间？

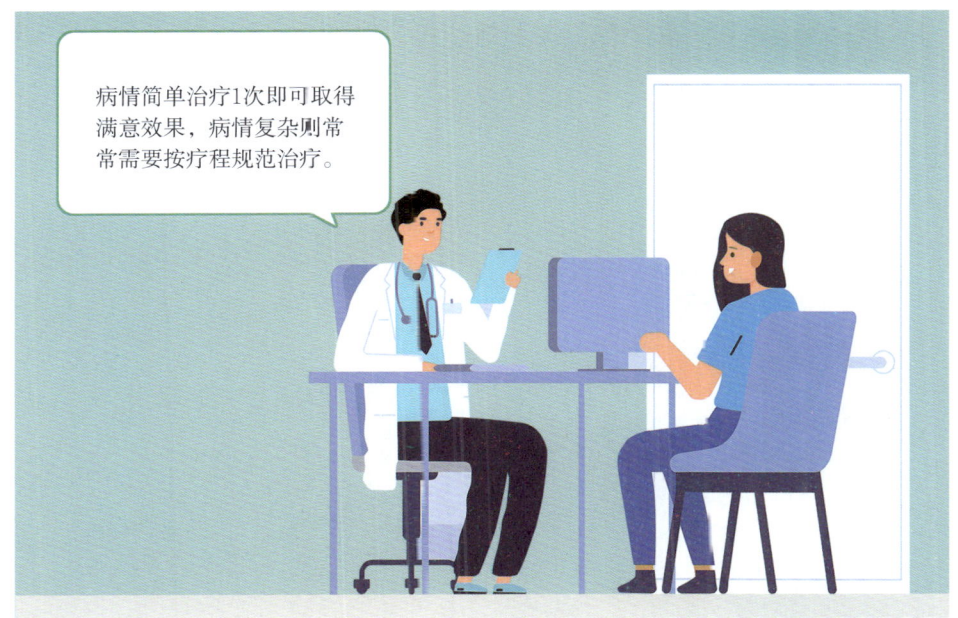

病情简单治疗1次即可取得满意效果，病情复杂则常常需要按疗程规范治疗。

图6-15 注射疗程与病情有关

注射治疗通常在注射后1～3天内显效。但具体到每个患友的起效时间，则与多种因素相关，包括病情的复杂性和病程长短，注射药物的种类和患友对治疗药物的反应。因比，注射起效时间因人而异。

对于病程短、病情简单的患友，1次注射即可获得满意效果。对于处于慢性病程和病情复杂的患友，需按疗程规范治疗，才能取得预期疗效。一般1～2周注射1次，1个疗程需注射3～4次，每个疗程结束后需由医生评估病情，根据改善程度和当下病情状况决定后续康复治疗计划（图6-15）。

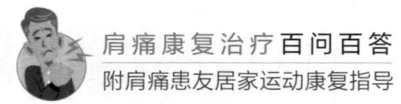

小提示

　　为取得满意的疗效，需根据病情按疗程进行规范注射治疗，必要时联合其他康复治疗手段，治疗过程中患友还应主动与主管医生保持沟通，听从专业建议。

83 超声影像引导注射治疗使用的药物有哪些?

常用药物包括糖皮质激素、局麻药、生理盐水、营养神经药物、不同浓度的葡萄糖注射液等,此外,由自体血液制备的富血小板血浆也可以采用(图6-16)。

上述药物和富血小板血浆具有抑制或调控炎症、营养神经、修复组织损伤等作用,最终达到缓解疼痛和改善运动功能的疗效。

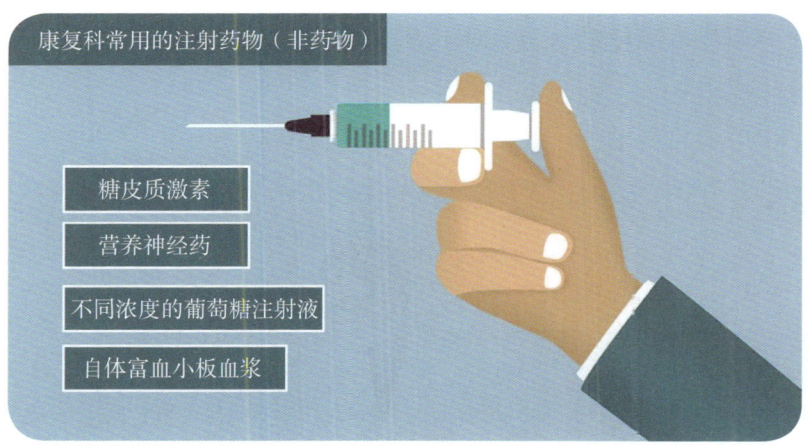

图6-16 超声影像引寻注射治疗使用的药物(非药物)

小提示

医生往往主要根据患友病情阶段和治疗目的,结合患友的身体情况及经济状况等多方面因素,给予患友专业治疗方案建议。医患双方应互相尊重,确定最佳的药物(非药物)治疗方案。

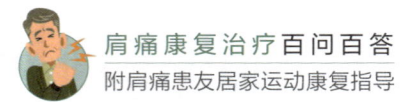

84 听说激素治疗有副作用，能不能换成其他药物？

患友常常提及的激素，俗称"封闭针"，其学名为"糖皮质激素"。该药物适用于非细菌性感染性炎症，具有快速消炎、消肿、镇痛的疗效。如长期、大剂量使用激素，会引发如骨质疏松、向心性肥胖、电解质紊乱、消化道溃疡等副作用。然而，遵循指南规范的单次治疗剂量一般不会导致人体产生显著的不良反应（图6-17）。

在为患友选用激素前，医生会根据患友的基本病情，排除激素使用的禁忌证，如严重糖尿病、青光眼、感染等疾病。对于同时患有这些疾病

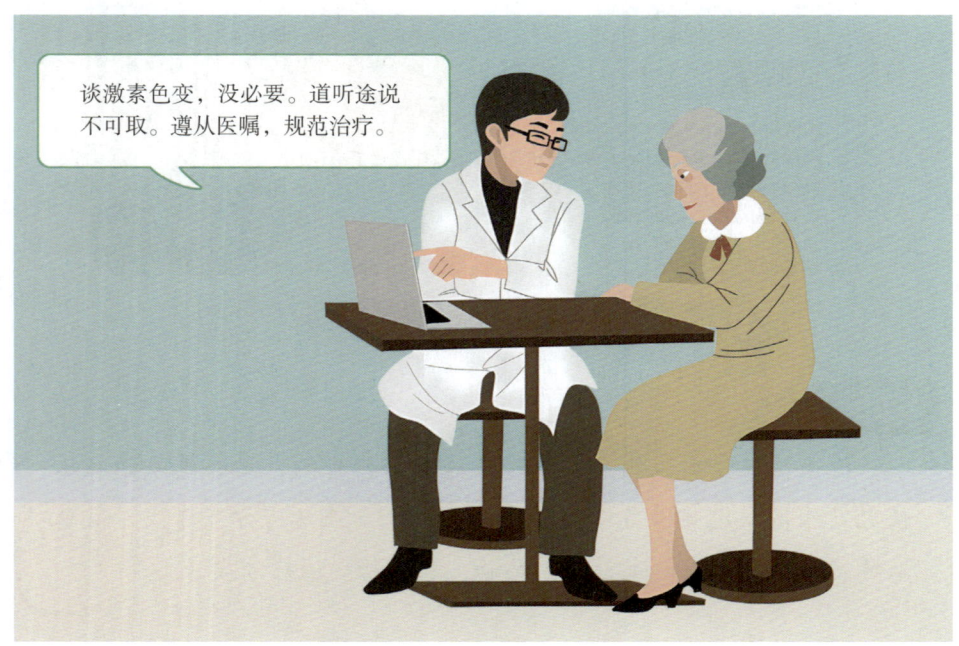

图6-17　正确对待激素的使用

的患友，可以选择其他有效药物或非药物的康复治疗方法，如使用消炎镇痛药膏或药贴外用，使用针灸、理疗等方法。

小提示

用什么药物及药物的剂量由病情决定，并以安全、有效为前提。患友应遵从医嘱，使用药物后注意观察疗效和副作用。道听途说不可取！

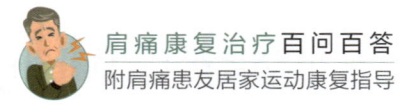

85　PRP是什么？适用于治疗哪些疾病？

　　PRP是富血小板血浆（platelet-rich plasma）的缩写，其来源于人体自身的静脉血，通过设备进行离心操作，将血液里的血小板浓缩后分离出来（图6-18）。国内外大量研究证实，浓缩后的PRP中含丰富的生长因子和活性因子，具有组织修复和调控炎症的作用。

　　PRP治疗适用于非恶性的颈肩腰腿疼痛和周围神经损伤疾病，如老化退变的关节、脊柱及脊神经退行性损伤、运动损伤、骨科术后局部组织肿胀疼痛等。尤其对年轻、病程时间尚短的患友效果更佳，对于顽固性疼痛和神经损伤也较普通治疗方法疗效显著。

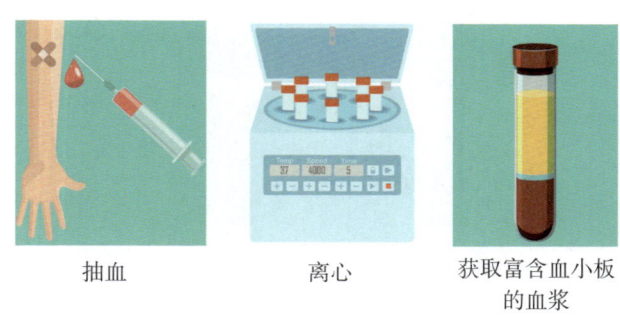

抽血　　　　　　离心　　　　　获取富含血小板
　　　　　　　　　　　　　　　　　的血浆

图6-18　PRP的制备流程

小提示

　　PRP源于自体，无免疫排斥，绿色非药物，无过敏，更安全。尽管PRP治疗是传统的药物治疗和理疗等保守治疗方法的有益补充，但其使用也有严格的适应证和禁忌证，使用前应与医生充分讨论。

86 什么是增生疗法？适用于哪些疾病？

增生疗法（prolotherapy）是通过将增殖剂（常用高浓度葡萄糖溶液）注入肌腱和韧带在骨的附着处，来诱导细胞增殖，达到组织修复目的的一种治疗方法（图6-19，图6-20）。

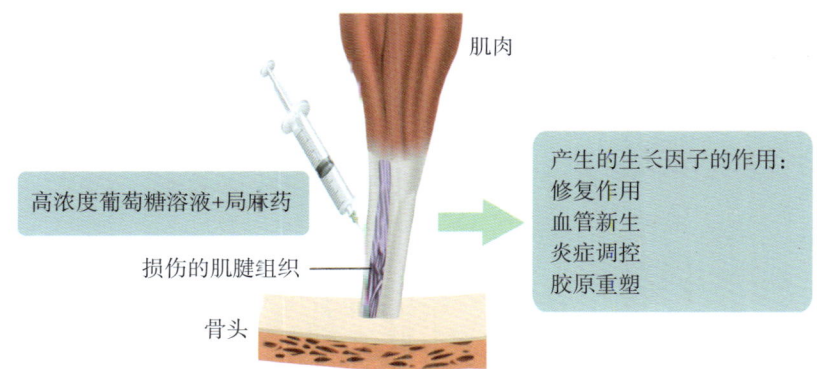

肌肉

高浓度葡萄糖溶液+局麻药

损伤的肌腱组织

骨头

产生的生长因子的作用：
修复作用
血管新生
炎症调控
胶原重塑

图6-19　增生疗法及疗效机制示意

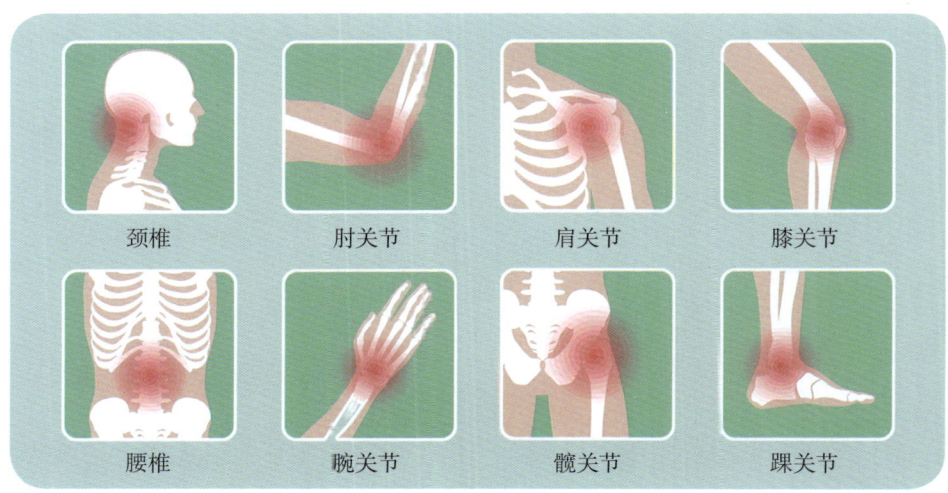

颈椎　　肘关节　　肩关节　　膝关节

腰椎　　腕关节　　髋关节　　踝关节

图6-20　葡萄糖增生疗法适用的治疗部位

135

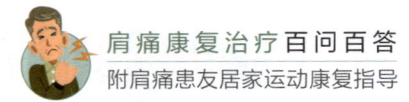

增生疗法适用于运动损伤、退行性变、劳损等原因导致的颈肩腰腿疼痛疾病，如骨关节炎、鹅足肌腱综合征、肱骨外上髁炎（网球肘）、跟腱炎、腰背肌筋膜炎、肩袖损伤、脊柱术后腰痛等，具有缓解疼痛、改善运动功能的效果，是国外治疗运动损伤常用的方法。

小提示

增生疗法使用的是不同浓度的医用葡萄糖注射液，费用低廉，可避免使用激素，适用人群广。在超声影像引导下实施注射更安全。

87 注射治疗是否能替代康复治疗？

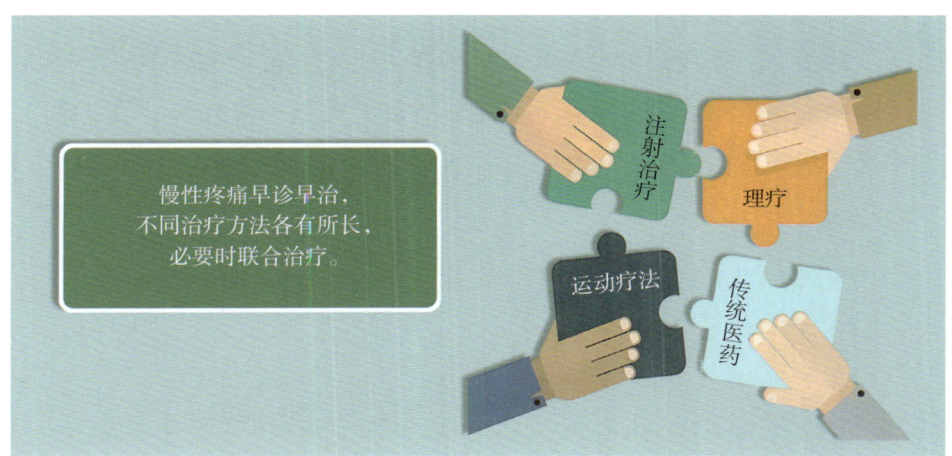

慢性疼痛早诊早治，
不同治疗方法各有所长，
必要时联合治疗。

图6-21　注射治疗和其他康复治疗各有优点

　　不同病情需要不同的治疗方法。如骨科术后手术部位常常存在疼痛、肿胀、组织粘连和关节活动受限等，注射治疗可快速缓解疼痛和肿胀，但手术部位的组织粘连和关节活动受限则需物理因子治疗和运动疗法来改善。再比如，长期姿势不良导致颈肩疼痛，注射治疗有助于缓解疼痛，运动疗法则更有助于增加肌肉力量、平衡肌群张力、改善运动协调性等，可起到预防颈肩疼痛反复发作、长期缓解疼痛的效果。

　　所以，每种治疗方法都有其针对性，并不能完全相互替代。制订治疗方案时，医生会选择更有利于病情快速康复的方法（图6-21）。

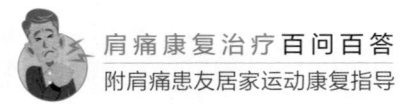

小提示

　　轻、中度病情时，可供选择的治疗方法较多，治疗效果也较好。比如轻、中度肌筋膜炎，外用药贴、理疗和针灸都有效，这时没必要使用注射治疗。

　　对于中、重度病情的顽固性肌筋膜炎患友来说，上述单一治疗方法的效果有限，可能要采用注射治疗才能起到一定效果。慢性疼痛要早诊早治。

88 什么样的肩痛需要手术治疗？能不能不手术？

手术是治疗肩痛疾病的一种有效方式。适用手术治疗的肩痛疾病有：肩关节骨折、脱位、肿瘤；巨大囊肿、神经重度卡压；肩关节周围肩袖肌腱严重破损；经规范保守治疗无效的关节挛缩、肩关节结构异常导致功能活动受限；等等。

手术治疗常常需在麻醉下进行，患友要承担一定的麻醉风险。为保证安全和有效，主管医生都会严格筛选手术适应证，并在排除手术禁忌证的前提下开展手术治疗，以期在最小风险下，达到最好疗效。

合并严重心脑肾疾病、病情不稳定、麻醉风险较高的患友，不建议手术治疗。另外，病情没有达到手术标准或不适用于手术治疗的情况下，也不需要实施手术治疗。是否采用手术治疗主要取决于患友的病情类别和严重程度。

小提示

是否采用手术治疗，既要根据患者病情判断是否适用手术，也要评估患者是否存在手术禁忌证，还要预估手术可能的治疗效果、患者身体的耐受情况等，是否采用手术治疗由医患双方共同决定。

PART 7

第七篇
肩痛日常保健

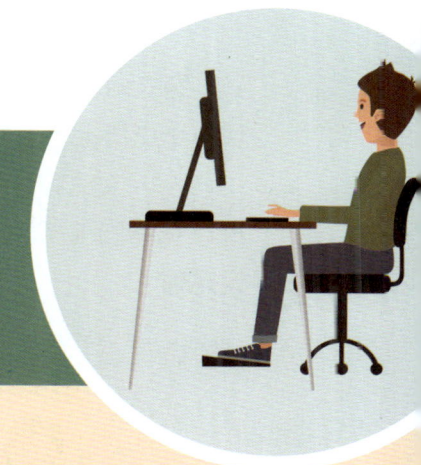

　　肩痛患友在穿衣、饮食、办公、锻炼等日常活动中也有诸多注意事项，做好预防和康复措施，不仅可有效缓解疼痛，还有助于加速功能恢复，避免肩痛复发。

89 肩痛患友穿着衣物的注意事项有哪些?

穿衣困难是肩痛患友常遇到的困扰之一,尤其在穿着套头式衣物时,会由于患肩上抬诱发肩痛加剧。因此,提供如下建议(图7-1):

(1)**衣物选择** 以宽松、开衫或胸前系扣样式衣物为佳。女性患友可以选择胸前搭扣款式内衣以减少穿衣时肩部上抬和内旋动作,避免诱发疼痛。

(2)**穿着顺序** 穿衣时先穿患侧肩,再穿健侧。

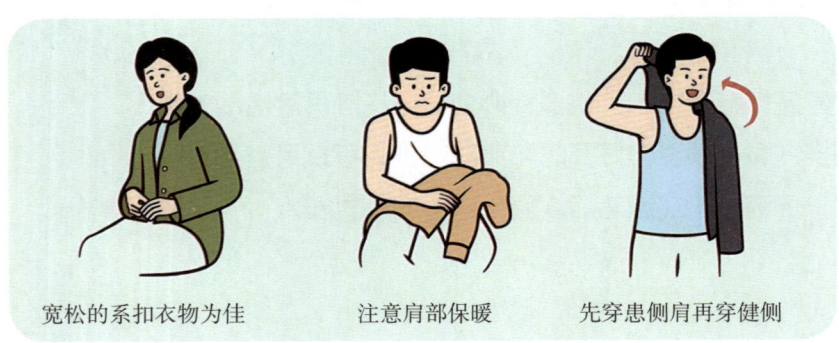

宽松的系扣衣物为佳　　　　注意肩部保暖　　　　先穿患侧肩再穿健侧

图7-1　肩痛患友穿衣注意事项

小提示

建议患友在空调房里避免穿着露肩上衣,避免冷气直吹患肩。宜穿着有袖子的衣物或者使用披肩,避免肩部受凉,诱发疼痛。

90　肩痛患友日常饮食的注意事项有哪些？

1）忌冷　少食或者不食生冷食物，如冰冻汽水、冰西瓜、雪糕等。

2）避免食用增加体内炎症反应的食物　如红肉、油炸食品、碳酸饮料、面包、甜点等，这些食物可能增加体内炎症反应，延长疾病恢复时间。

3）合并痛风的患者忌食海鲜等高嘌呤食物，避免尿酸增高在体内形成尿酸盐结晶，加重病情，影响疾病恢复。

4）合并糖尿病、高血压病等基础疾病的患友，饮食要少糖、少盐、低脂等。

5）饮食宜清淡，多食蔬菜、水果、优质蛋白等（图7-2）。

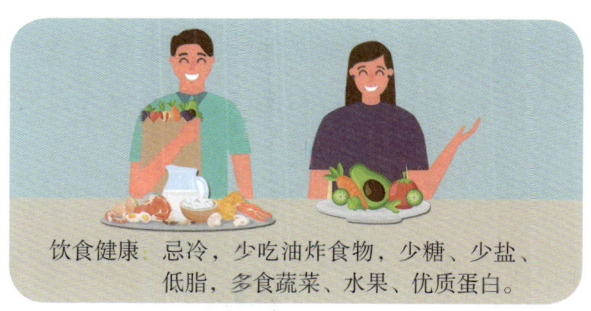

饮食健康　忌冷，少吃油炸食物，少糖、少盐、低脂，多食蔬菜、水果、优质蛋白。

图7-2　肩痛患友饮食注意事项

小提示

　　肩痛期间，特别是长期慢性疼痛和活动障碍容易引发患友焦虑或抑郁情绪，进而影响食欲和睡眠，患友应尤其注意加强自我行为管理，合理安排饮食结构，避免暴饮暴食，规律作息，避免引发身体产生其他不适。

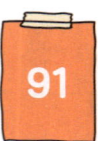
91 吸烟、喝酒会影响肩痛康复吗？

吸烟、喝酒会对肩痛康复产生不良影响。

研究发现：烟草中的有害物质会刺激血管系统，对供血功能产生不良影响；吸烟是骨质疏松的患病因素，也是慢性颈肩痛的危险因素之一；吸烟也会影响肌腱愈合（图7-3）。酒精会与某些药物发生相互作用，降低药物疗效或者产生有害作用。

小提示

普通肩痛患友应避免嗜酒、嗜烟。合并心脑血管疾病、糖尿病、代谢功能紊乱等基础疾病的患友，最好戒烟、戒酒。对于接受局部药物注射治疗或者PRP治疗的患友，建议数天内不饮酒，更不要醉酒。

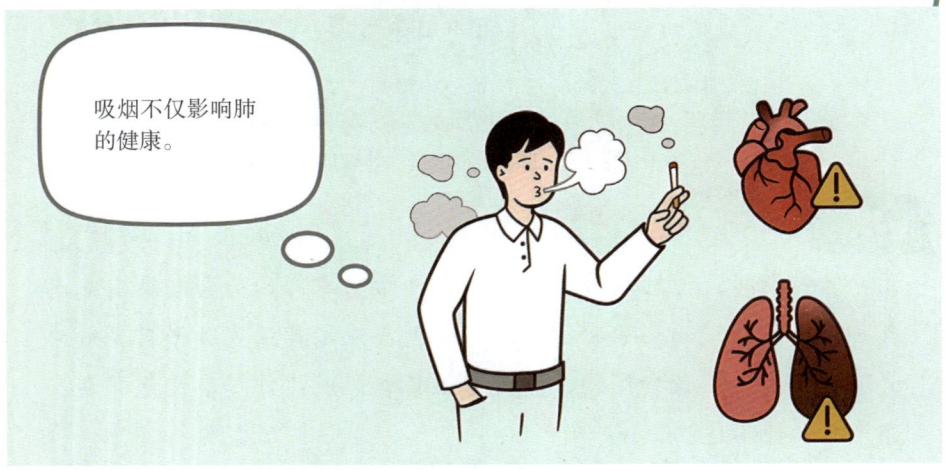

图7-3 吸烟不仅影响肺健康

92　采用哪种睡姿可以减轻患者肩痛？

患友应注意避免使用对患肩产生压迫的睡姿，宜采用仰卧位和健侧卧位（图7-4）。

1）采取仰卧位睡姿时，在上臂下方放置一个5～10厘米高的枕头或毛巾卷，使上臂处于肩胛平面（与身体冠状面呈30°～45°，此位置下肩关节组织应力最小），可避免姿势不当对患肩造成牵扯。

2）采取健侧卧位睡姿时，患肩位于身体正上方或稍前方，将枕头或毛巾卷放置在患肩与躯干之间。翻身或变换体位时要用健侧手托住患肩，减少患肢晃动牵拉和受力，避免诱发肩痛。

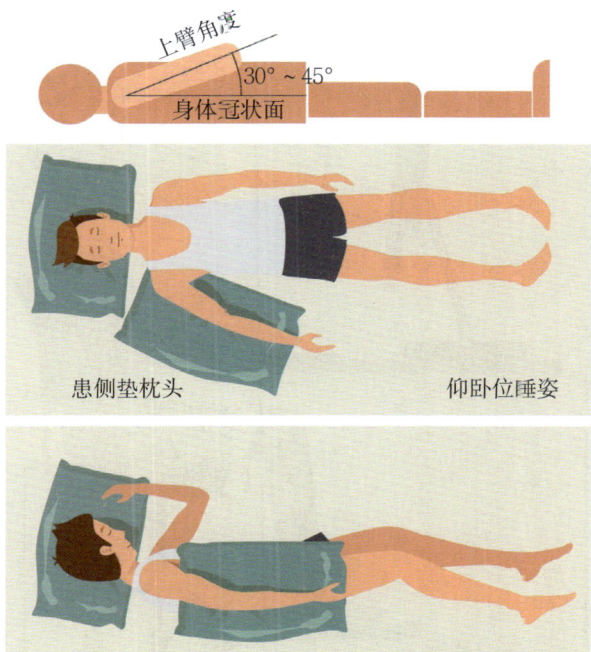

图7-4　肩痛患友睡姿建议

93 如何打造有利于肩部健康的办公环境？

肩痛患友应多维度打造有利于肩部健康的办公环境（图7-5）。

（1）**电脑类型** 台式电脑是最理想的选择。因为大部分笔记本电脑和平板电脑不能将键盘和显示器分开，长时间低头看屏幕会加重颈肩肌肉劳损。如需使用笔记本电脑，可考虑购买单独显示器或键盘，键盘和显示器分开使用，可使肩部拥有更大的活动空间和灵活性。

（2）**显示器摆放位置** 显示器放置的高度应使屏幕上三分之一与眼睛处于同一水平线上。肘关节自然弯曲置于桌面，肩部自然放松。

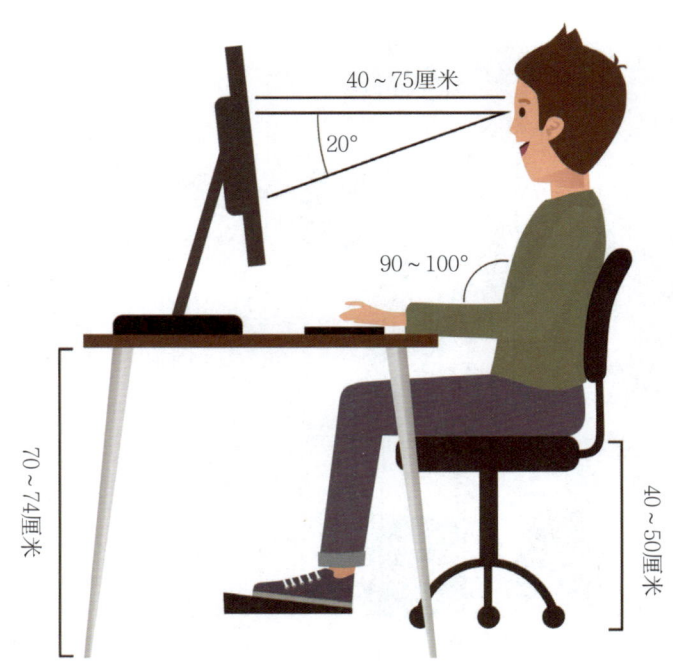

图7-5　打造有利肩部健康的工作环境

（3）办公桌高度选择　最好选择高度可调节的办公桌，根据个人身高适当调整。有资料显示办公桌高度应在65～80厘米，最适宜高度是70～74厘米。

（4）办公椅选择

椅子高度：办公椅最佳高度在40～50厘米，具体高度取决于个人身高和桌子高度。坐位时，膝盖可自然弯曲到90°，脚掌平放于地板上。如果脚掌不能平放于地板上，可以借助台阶凳来避免脚部悬空。

椅子靠背：靠背提供足够的腰部支撑。使用腰部靠背可以维持腰部前凸曲线，减轻长时间坐位引起的腰肌紧张。靠背应直立，稍微向后倾斜5～10°。

椅子扶手：选择肘部有支撑的椅子，让肩部肌肉得到充分放松。当肘部弯曲90°时，扶手的高度正好可以支撑前臂为最合适。手臂需要长时间支撑的人群，还应选择光滑、柔软的扶手表面，避免坚硬的表面。

座位深度：座位深度应在40～60厘米，当背部靠在椅背上时，膝关节后面和座椅之间应有5～10厘米的距离。

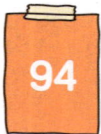

94 坐姿或站姿，采用什么样的办公姿势正确呢?

　　无论是坐姿还是站姿，长时间维持一种办公姿态均会造成颈肩肌肉劳损，进而有引发肩痛的可能。专家普遍认为，为避免肌肉、关节出现疲劳性和代偿性损伤，人们保持同一个姿势的时间一般不应超过半个小时。

　　（1）姿势交替使用　长时间工作时，采用坐姿和站姿交替更有利于肌肉、关节健康。已存在慢性颈肩疼痛的患友更应注意定时转换工作姿态。

　　（2）保持正确办公姿势　无论是坐位或站位办公，均应注意避免身体左右扭转或侧屈；眼睛应与电脑屏幕中心齐平，身体呈自然放松状态（不耸肩、不弯腰），坐位办公时背部倚靠椅背，双手自然放在桌面（图7-6）。

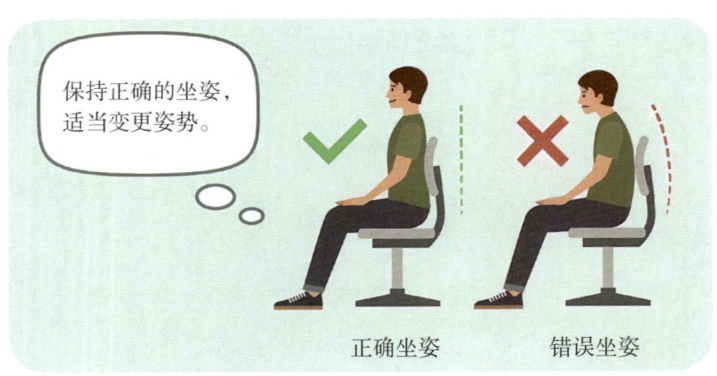

保持正确的坐姿，
适当变更姿势。

正确坐姿　　　错误坐姿

图7-6　保持正确办公坐姿

小提示

　　除加强姿势保护外，颈肩肌肉的健康更需要通过主动运动来增强肌力、耐力，保持关节稳定性，减少劳损和退变引发的颈肩疼痛。

95 除了办公姿势，肩痛时还有哪些注意事项？

肩痛患友在日常生活中应注意以下事项（图7-7）。

（1）定时活动颈肩　每半小时进行一次颈肩活动，放松紧张肌肉；利用工作间隙做颈肩体操；或起身离座走动数分钟．定时活动有助于避免颈肩和躯干肌肉慢性劳损。

（2）避免不良休息姿势　工间休息时的不良姿势会增加肩关节和颈椎小关节的压力，易造成肩颈部软组织损伤，诱发颈肩痛或者加重原有肩痛，严重的还会造成周围神经卡压损伤，导致肢体运动和感觉功能异常。

建议患友准备一个瑜伽垫或躺椅以及适合的枕头，采用正确的卧位姿势休息。

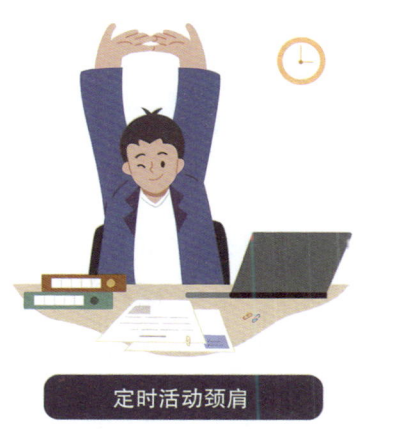

定时活动颈肩

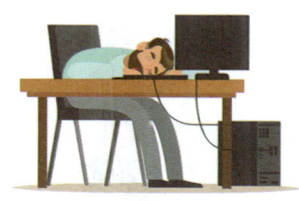

颈部长时间扭转（错误）

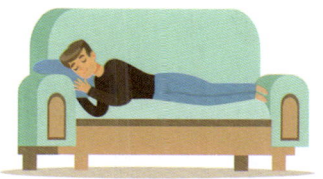

高枕（错误）

避免不良休息姿势

图7-7　肩痛患友日常注意事项

96 生活中，避免肩痛的注意事项有哪些?

生活中，应避免导致肩痛的行为（图7-8）。

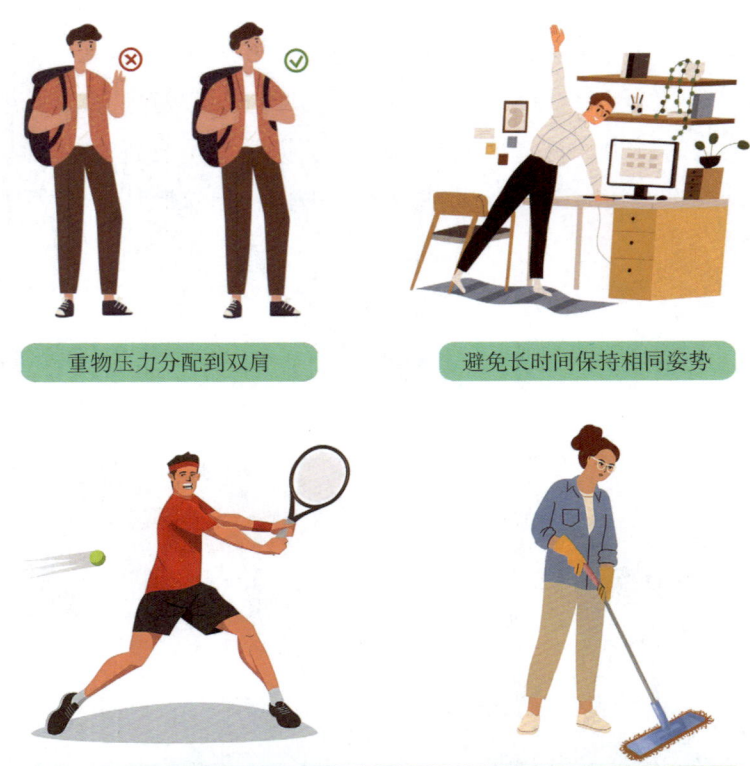

重物压力分配到双肩

避免长时间保持相同姿势

避免长时间重复进行过顶运动（网球、羽毛球、做家务）

图7-8 避免肩痛的日常注意事项

（1）减少肩关节过度、不当负重 肩关节持久、过度负荷会增加肩部软组织损伤的风险。要注意避免搬抬超负荷重物、长时间扶抱孩子等不当使用肩部状况。建议使用推车搬运重物，使用婴儿车或腰凳扶抱幼儿；对于经常携带沉重手提包、单肩包或斜挎包的患友，建议选用双肩包，必要时使用拉杆箱以减少肩部过度负重。

（2）避免长时间保持固定姿势　长时间保持固定姿势会加重肩周肌肉劳损、加重疼痛和使活动受限。在睡觉、吃饭、坐车时不要长时间使用手机，或者不要长时间重复同一工作或家务动作。

（3）避免长时间重复过顶运动　对于热爱球类运动的人群、从事家务劳动人群或者频繁使用肩部进行工作的人群，肩部肌肉劳损、肌腱损伤等风险更大，应注意肩胛周围肌肉的力量锻炼、肌肉牵伸，加强保护措施等。宜定期进行肩周情况体检，出现问题早发现、早处理。

小提示

日常生活中注意正确使用肩部的细节，避免不当牵拉、过度负重和长时间姿势固定等，减轻肩关节劳损，通过加强有针对性的锻炼，保障肩部健康。

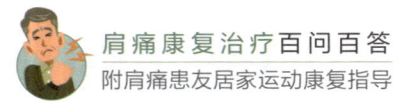

97 **脑卒中肩痛患友居家护理的注意事项有哪些?**

对于脑卒中后偏瘫患者,如肩部保护/护理不当均会导致偏瘫肩痛发生。

(1)树立保护意识 家属和患友对偏瘫侧肩关节应具有主动保护意识。

(2)正确的转移姿势 家属应采用正确的姿势辅助患友完成体位转换:先托起患侧肩胛和患侧上肢后再进行转移。常见的错误操作包括:用力拖拽患侧上肢进行体位转换,用力拖拽时易致偏瘫肩周的肌腱韧带继发损伤(图7-9)。

(3)避免错误运动操作 家属往往不具备专业基础知识,为帮助患友尽快恢复,常常自行为患友进行偏瘫肢体活动。然而,错误的操作手法和不当的运动牵伸均会造成偏瘫肩部肌腱和神经损伤,导致偏瘫肩痛

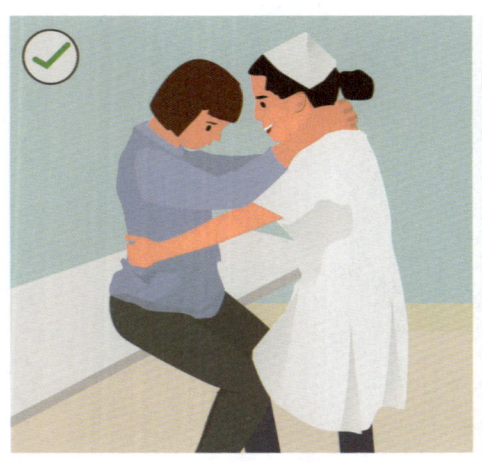
正确的抱扶方式

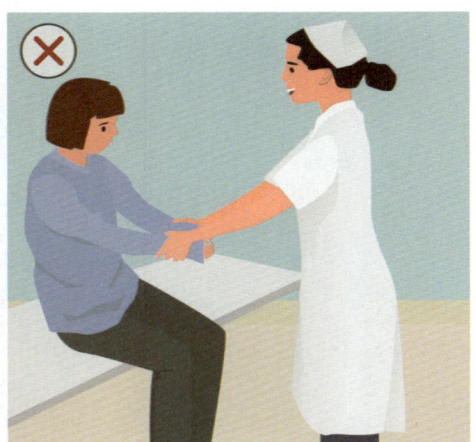
错误的抱扶方式

图7-9 偏瘫肩痛患友扶抱方式

或使原有肩痛加重。家属应向医护人员学习正确的手法，在通过考核后为患友进行规定运动操作。

小提示

　　偏瘫侧肩痛康复治疗要在康复专业人员的指导下进行，切不可盲目听信非专业人员的个人意见，以免对患友造成不必要的损伤，增加患友痛苦，拖延病程，增加花费。

98 日常生活中搬抬重物时，如何预防肩部损伤？

日常生活中搬抬重物时，应采取正确的方式（图7-10）。

（1）**掌握正确的发力方式** 搬运重物时站在靠近物品的地方，双脚分开与肩同宽，腹部肌肉收紧，背部保持挺直，弯曲膝盖蹲下；上肢贴近身体，双手抓住重物；腿部肌肉发力，搬起重物。避免用力不当造成肩部组织损伤。

（2）**防护要点**

1）在整个搬运过程中，背部始终保持挺直，腿部肌肉发力。

2）当需更换方向移动重物位置时，不要扭动身体，可慢慢转动双脚方向，直到处于要移动的位置方向。

3）重物高度不应超过腰部。

4）重物负荷过大时，可以寻找伙伴共同分担或使用其他机械手段来搬运物品。

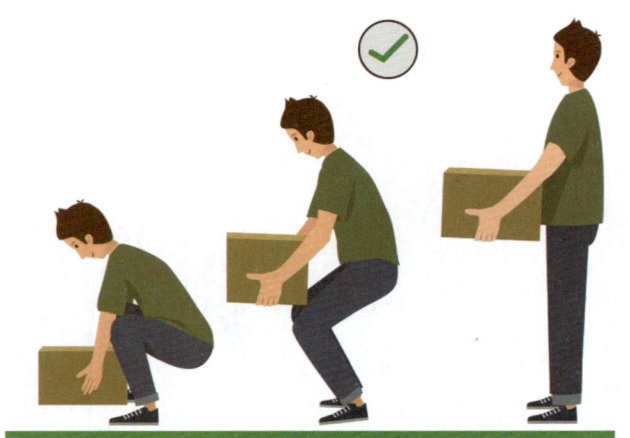
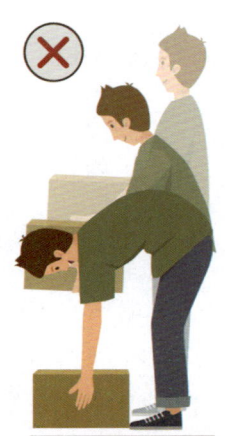

正确的搬重物方式　　　　　　　　　　　错误的搬重物方式

图7-10　搬抬重物的方式

小提示

　　平时严格要求自己采习正确的姿势搬抬重物，不仅有助于保护颈肩，还有利于脊柱其他部位的健康，避免颈肩腰背部肌肉扭伤。形成"让保护成为一种习惯"的意识。

99

日常生活中，肩部运动锻炼的注意事项有哪些？

肩部锻炼应注意以下事项（图7-11）。

（1）**热身** 运动前，先暖和肩部，可以采用的热身方式如慢跑，冬天可以使用热毛巾或电热垫。

（2）**运动初始** 从简单的肌肉牵伸逐渐过渡至关节活动度锻炼，进而进行肌肉抗阻、稳定性训练等，运动难度和负荷强度应坚持循序渐进的原则。

（3）**运动后恢复** 大量运动后出现肌肉酸痛是正常现象，肌肉酸痛一般会在数天后自行消失，在恢复过程中，避免更大运动量，避免造成累积损伤。

（4）**运动损伤** 若运动部位疼痛或者肌肉紧张持续时间过长，且得不到缓解，或者运动过程出现肩部锐痛或撕裂痛，应立即停止运动，进行应急处理并咨询专业人员。

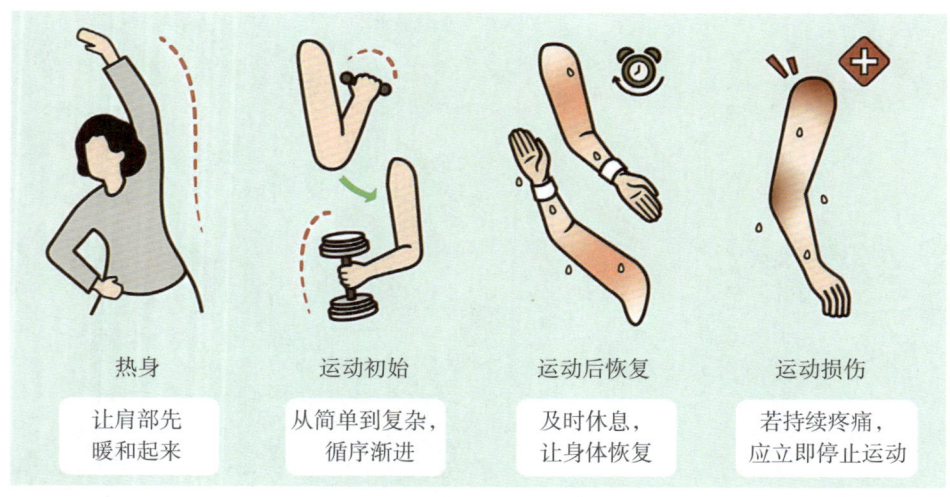

图7-11 肩部锻炼注意事项

100 在家期间发生肩痛，我该怎么办？

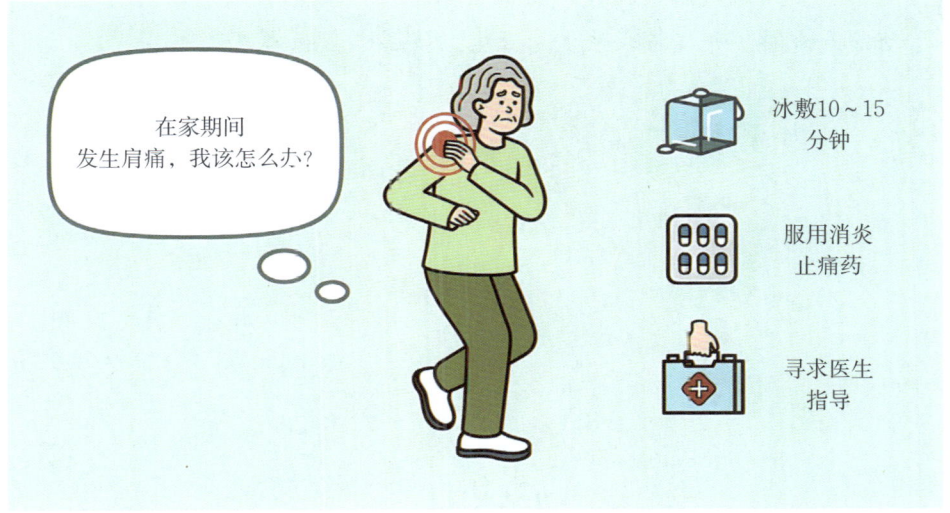

在家期间发生肩痛，我该怎么办？

冰敷10~15分钟

服用消炎止痛药

寻求医生指导

图7-12 居家发生疼痛的处理方法

肩痛治疗过程中，若患友居家时仍出现反复肩痛，建议患友先观察和判断疼痛是否与肩部的不当姿势或运动有关，然后及时进行处理（图7-12）。

（1）如与肩部不当姿势有关 应立即调整或避免引发疼痛的姿势，并平卧，将肩关节置于休息位。如休息后疼痛仍未缓解，可冷（冰）敷10分钟，也可使用医生开具的口服或外用消炎止痛药辅助镇痛。简单处理后若疼痛仍不缓解，应及时前往医院复诊，排除是否存在病情加重或新发病情的可能。

（2）如与运动有关 患者在居家锻炼时出现肩痛加重，可能与锻炼动作不当有关，应暂停引发肩痛的运动，择日前往医院请医生指导锻炼

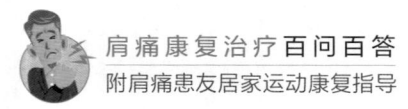

方法，以避免因运动不当导致肩部组织二次损伤。

小提示

　　治疗期间，一定程度的疼痛反复是恢复期症状波动的正常现象。如有明显诱因导致疼痛复发，则应小心避免引发疼痛的姿势、动作等诱因，并及时联系主管医生，获得专业的建议。

PART 8

第八篇
肩痛患友分享

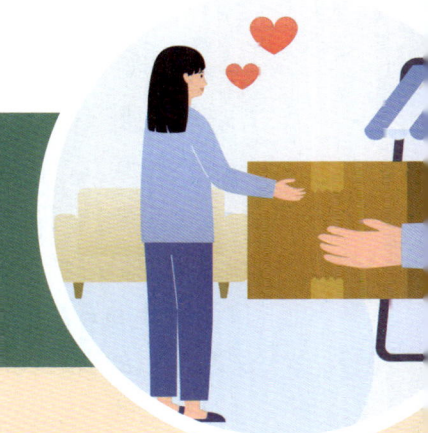

　　本篇收集了几位肩痛患友的心得分享，愿他们的故事
能带给你慰藉和启发。

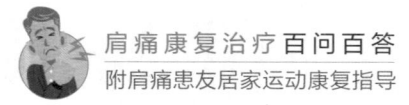

我的康复小路，崎岖中有爱与阳光

昨天好朋友Nina给我发来微信："姐，你的肩膀恢复得如何，我最近总感觉肩膀不舒服，是不是和你去年一样啊？"上一周，小我几岁的老友颖也给我发过内容相似的微信，果然岁月谁都不曾饶过。

说起来，我和我的这帮朋友们都已经到了四十不惑、五十知天命的年纪，但我们这些凡夫俗子却远远达不到孔夫子的修为，别的不说，对于自己身体的疑惑就变得越来越多，很多不曾体会过的疼痛和不适会在某个起床后的清晨突然降临，一个招呼都不打，让人禁不住怀疑究竟什么才是自己的天命。

一、疼痛，是人生过半后的新功课

提起疼痛，我得将时钟拨回到2022年3月初的某一个清晨。那天早上醒来就觉得右肩有点不适，整理被子的时候伸手去拉被角，一阵意外的疼痛袭来，让我立马缩回了手臂，这种疼痛真有点说不出的感觉，虽然只是一阵，但真是钻心的疼。我马上和先生说了这种感觉，他帮我仔细回想了前一天的活动，确定我并没有做任何剧烈的运动，也没有拉伤过胳膊和肩膀，唯一的问题，可能是前天刚刚打了复必泰疫苗，也许是疫苗的副作用吧，的确听不少朋友说打了疫苗后胳膊会有点疼，我安慰自己。

随后几天我时不时地会感觉到手臂和肩膀的疼痛，有时是在扔东西时，有时是在擦东西时，也有时是无缘无故地突然疼一下，没头没脑的，疼得钻心。我心里疑惑，感觉这应该不是疫苗的副作用，会不会是老爸老妈都得过的"五十肩"呢，但仔细想想似乎又不太一样，我记得当时老爸老妈患病时胳膊都抬不起来，而我的胳膊可以自由抬高，只是在抬至有些位置会突然疼一下。如今想来人的记忆其实是不可靠的，很多事情别人经历的时候，我们常常以为自己看得清楚，但梨子的味道只有自己吃了才知道，原来"五十肩"也不都是一开始就抬不起来胳膊的。

先生看我疼得越来越厉害，二话不说就给我安排了去港安医院看医生，骨科沙医生很有经验，看了我的情况，很快确诊了肩周炎，为我开了止痛药和物理治疗。止痛药很有效，吃了以后胳膊完全可以自由活动，但遗憾的是这天的物理治疗已经排满了，预约要排到3周以后，因为我对物理治疗完全不了解，排队时间又长，家离医院又比较远，所以决定放弃物理治疗。如今想来正是因为我的无知，耽搁了治疗的最佳时间，这让我承受了更多的疼痛。

几周以后，我的情况越来越糟糕，右胳膊已经完全不能抬起，右臂不能碰，穿衣受限，晚上睡觉翻身不小心压到会疼得哭出来，止痛药也已经不起作用了。先生看我每天疼得不行，也心急如焚，到处打听有什么治疗方法，带着我四处寻医，也尝试了中医针灸、热疗等各种方法，但似乎都没什么效果。因为怕疼，我几乎放弃了所有的治疗和活动，每天都处在煎熬之中，毫不夸张地说，我几乎天天疼得掉眼泪。4个月后右肩的问题还没解决，左肩又开始了新一轮疼痛，我几乎要崩溃了。

那段时间我想我是抑郁了，什么活动都不愿意参加，偶尔参加朋友们的聚会也会早早离场。刚好因为疫情的关系，香港和内地暂停了自由通关，我的工作也因此停止了，似乎我的生活中唯一确定的内容就是疼痛，而且无休无止。

二、康复，一条崎岖但有爱的小路

2023年1月初，香港和内地终于迎来了盼望已久的自由通关，春节后在好友的安排下，先生陪着我找到了中山大学附属第三医院康复科的岳

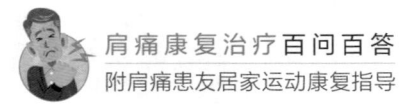

博宇医生，从此真正踏上了我的康复之路。

岳医生温和有礼，第一次见面先是询问了我的患病过程，接着检查了我的两个肩膀和手臂的活动状况，然后给我做了第一次治疗。他一边运用手法给我做治疗一边和我沟通，了解我的反应。一个多小时的治疗过程中，他专业、认真的态度给我留下了很好的印象，他的鼓励也让我对彻底康复重新燃起了信心。第一次治疗后的第二天，岳医生帮我安排了去中山大学附属第六医院见康复科姜丽主任，据岳医生说，姜主任曾在中国台湾和美国学习工作过，经验丰富，是康复领域中难得的专家，特别擅长超声影像引导下的注射治疗。2月15日，我如约见到了姜主任，一位温和知性的中年女医生，我天然地对她产生了信任。她认真帮我做了B超检查后，建议在左肩先注射一支玻璃酸钠和一支消炎镇痛的激素类药，观察一段时间后再看看右肩要不要也注射，同时她建议我打完针后坚持找岳医生做治疗。

我完全接受了她的建议，注射很顺利，几天后左肩的疼痛感明显减轻，趁热打铁，我一边坚持每周去找岳医生做治疗，一边按照岳医生的指导坚持每天自己在家用拉力带锻炼肩部和手臂，也常常在微信里和岳医生交流我锻炼的情况，每一次都能得到他真诚的帮助和鼓励。2个多月后，我感觉萎缩的肌肉终于又长了回来，肩膀的疼痛感逐渐在消失，手臂的活动范围越来越大，当我又一次实现了穿衣自由的时候，那种激动之情真是无以言表。

说起来我可能真是个理想主义者，对于自己的康复过程，我总是觉得太慢太慢，常常还伴有一些怀疑，疼痛感随着锻炼强度的增加而再次袭来时，我会很紧张，担心肩膀再次受伤，担心不能完全康复，每每这种时候，先生总是在身旁安慰我，告诉我不用担心，坚持锻炼一定会恢复。岳医生也鼓励我，让我不要着急，坚持无痛锻炼一定会完全康复。心理安慰也是一剂良药，虽然康复之路注定不是平坦的，但我也庆幸，正是因为踏上了这条崎岖的小路才让我看到了人生不同的风景，感受到了身边特别的关爱。

三、结语，给那些还在疼痛中煎熬的人

我给两位好朋友分别回复了微信，认真解答了她们的问题，同时提醒她们尽早去找专业的康复医生做治疗，以免像我一样耽搁了最好的治疗时间，承受不必要的痛苦。另外，我也转发了一段最近看到的文字给她们，让她们和我一样，在心里坦然接受人生下半场的新功课——疼痛，这是我们无法回避也不必回避的课程，希望我们都能顺利毕业。

希望这段话对有缘读到的人也能有所帮助：

"这几年有一个物理学概念很流行，熵。大概的意思就是说，无序才是这个世界的常态，但人之所以为人，我们自然是希望这个世界是有序运行的。同时，因为熵，我们才更明白，有序对人类社会是如何的奢侈和幸运，远不是什么'理所当然'，我们应该好好珍惜认真呵护有序。愿我们都生活在有爱有序的世界里。"

（林莹）

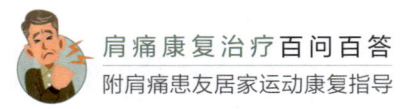

钓鱼佬的肩痛康复经历

　　我是一个钓鱼爱好者。众所周知，我们这种"打窝仙人"，都是成盆的鱼饲料倒下去，然后在岸边一坐就是大半天，不断地重复着抢竿抛竿又空竿的动作，享受垂钓的乐趣。大概从半年前开始，我的肩膀开始隐隐作痛，端盆、抢竿的动作也越来越难，就算钓上了大鱼，拉起来也特别费力。

　　我听人说我这种情况是肩周炎。于是先去骨科看了看，骨科医生给我拍了片，说没什么大问题，开了止痛药和活血化瘀的药，让我回家活动肩关节锻炼就好。我一想，这可不正中下怀？我抢竿的动作可不就是活动肩关节吗？于是吃过药疼痛略有缓解的我，甩竿甩得更卖力了。但是直到2个月前，我抛竿也抛不了，上厕所擦屁股也困难，夜晚睡觉都肩痛，才惊觉事态严重了。

　　后来我又在疼痛科、中医科多次就诊，药吃了很多，针灸也做了不少，但是肩痛反反复复，而且肩膀活动越来越困难，不但肩膀打不开，上肢翻手（前臂旋前外展）也很疼，直到我来到了康复科，病情才有了转机。康复科医生详细询问病史后，给我做了磁共振和肌骨超声，最后确诊了肩袖损伤合并肱二头肌长头肌腱炎，腱鞘里面还有"水"。难怪我会这么疼啊！明确了最终诊断后，医生给我采取了肌骨超声引导下注射激素治疗，疼痛很快得到缓解，同时又配合了一些物理因子治疗和运动康复治疗。在治疗师细心的指导和我坚持不懈的锻炼后，我的肩关节渐渐又可以打开了，每天都能感受到一点点小进步。我非常开心，不到半个月，肩膀完全不痛了，活动范围也不再受限，复查肌骨超声，"水"也都吸收了。我又能和朋友们出去钓鱼了，只不过这次我会非常小心，不敢再随便乱抢膀子了。

我想给其他的病友们叮咛几句，生病一定要尽早看医生，不要以为一颗灵丹妙药就能解决疾病问题；对肩痛而言，有些锻炼是有技巧性的，做不好很可能适得其反；找到专业的医生很重要，并且需要持之以恒，不要急于求成。

（江启维）

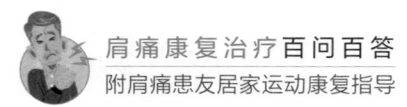

术后肩部功能的恢复之路

2021年初，我做了颈神经鞘瘤切除手术。术后，主刀医生让我回家锻炼。在家锻炼了1个月，左上肢运动功能恢复不太理想，左肩和整个上臂软瘫无力、无法抬起。那段时间我的精神压力很大，因为我是一名小提琴教师，左臂不能灵活运动对职业发展影响巨大。为了能更好地恢复手臂功能，我到处打听哪里的康复科比较好。

幸运的是，在术后2个月时，我从朋友处打听到中山大学附属第三医院的康复科是广东省重点专科，擅长神经康复，于是便慕名而来，希望能得到规范的康复治疗，早日恢复丧失的运动功能。

第一次就医，是年轻帅气的岳博宇医生接诊的。他在详细了解了我的情况后，便将我带到姜丽主任处做了超声评估并制订了完整的康复治疗方案。我的治疗分为两方面。一方面是应用超声影像引导对神经做注射治疗，还记得刚接触这个技术时，我非常惊讶于医疗技术的发展，在屏幕上可以清楚地看见神经水肿的部位、严重程度，还可以引导药液注射在损伤的神经部位，很神奇。另一方面是在岳医生的指导下，进行理疗、手法治疗及运动功能训练。

直到现在我都还十分清晰地记得，刚开始进行运动康复时，由于肱二头肌严重萎缩，做几下弯曲手肘这样简单的动作都会满头大汗，明明是自己的手臂，但是却不受控制，让人很是心酸。在岳医生的鼓励与帮助下，我坚持不懈地进行锻炼，手臂功能开始逐渐恢复，从仅能放在床上水平弯曲到能够抵抗重力，再到能够拿着重物弯曲，看得见的点滴进步让我对将功能恢复到正常水平越来越有信心，对自己未来职业的发展也变得乐观起来。

在运动锻炼的过程中，姜主任也定期评估我神经和肌肉功能恢复的情况，并有计划地实施注射治疗方案（从传统的甲钴胺注射液、葡萄糖水注射液，到先进的富血小板血浆注射治疗）。每次调整治疗方案，我都能感觉到左上肢的运动功能显著提升。

两位医生默契的组合治疗，让我手臂的恢复速度超出预期。尽管当时恰逢疫情时期，不能过多前往医院进行康复治疗，但他们非常关心我的状况，还帮我制订详细的居家训练方案，完全没有耽误我的康复治疗，这让我非常感动。两位医生的专业态度和责任心也不断激励着我，半年后，我的手臂功能基本恢复，我又可以带着心爱的小提琴去教学和比赛了。

我认为自己是非常幸运的，遇到了两位医术高超又敬业负责的好医生，希望其他肩痛患者也能像我一样，在医生的专业治疗下恢复健康。再次感谢两位优秀医生的陪伴与照顾。

（房磊）

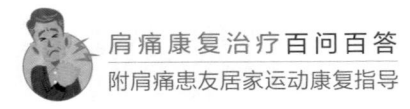

附录：肩痛患友居家运动康复指导

• 肩部运动注意事项

1）进行运动锻炼时，应从热身运动开始，如从简单的肌肉牵伸，逐渐过渡至肌肉抗阻训练、稳定性训练等。

2）训练量及训练强度应循序渐进，避免一开始就做大强度训练导致损伤。

3）运动过程中，如出现肩部疼痛，则应减小运动幅度，或停止做此动作；如出现锐痛或撕裂痛，应立即停止运动并咨询医务人员。

4）如果运动后肩部发热明显，可适当冰敷，每次冰敷15分钟左右；运动后出现一定程度的酸痛感是正常现象，如第二天出现疲惫感，可能是由于运动量过大，应适当减量。

• 肩痛疾病的运动训练须知及运动方案

1. 运动训练须知

（1）牵伸要适度　肌肉或关节囊牵伸过程中有牵拉感即可，避免过度牵拉诱发疼痛；若出现疼痛，请减少牵伸力度或牵伸幅度；若牵伸过程中牵伸感减弱，可配合呼吸增加牵伸幅度。

（2）牵伸要配合呼吸　呼气时，缓慢牵拉患侧肩关节周围肌肉，逐渐增加关节活动度；吸气时，保持肩周肌肉牵伸程度不变，不增加肩关节活动度。

（3）力量训练时也要配合呼吸　呼气时发力，吸气时还原。另外，做动作时应在有控制的情况下慢慢进行，不可一味追求动作完成数量，而忽略动作完成质量。

2. 运动方案组合

（1）根据治疗需要和目的来组合训练动作。

根据疾病诊断，结合治疗目的，选择以下训练方案及组合（附表1）：

附表1　常见疾病及相关训练方案

常见疾病	训练方案			备注
	改善肩关节灵活性（A类）	增强肩部肌肉力量（B类）	增强肩关节稳定性（C类）	
肩峰下滑囊炎	A2,A6,A7,A8,A9	B1,B2	C1 C2,C4,C5	根据患者病情分期和运动耐受情况决定组合
肩峰下撞击综合征	A1,A2,A6 A7,A8,A9	B1,B2,B4,B6	C1,C2,C3, C4,C5	
冻结肩	A1,A2,A3,A4 A5,A9,A10,A11	B1,B2,B3,B4 B5,B6	C1,C2,C3 C4,C5	
钙化性肌腱炎	A1,A2,A6, A7,A8,A9	B1,B2,B4,B6	C1,C2,C3 C4,C5	
肱二头肌长头肌腱炎	A2,A4,A5	B1,B2,B4,B6	C1,C2,C3 C4,C5	
肩部术后活动受限	A1,A2,A3 A4,A5	B1,B2,B3,B4 B5,B6,B7	C1,C2,C3 C4,C5	
乳腺癌术后活动受限	A1,A2,A3,A4 A5,A9,A10,A11	B1,B2,B3,B4 B5,B6	C1,C2,C3 C4,C5	
肩袖损伤	肩袖损伤病情特殊复杂，运动方案个体化，建议在专业人员的指导下练习			

（2）改善肩关节灵活性的运动方法（A类）。

以下动作均以左侧为患侧、右侧为健侧举例讲解。

A1：钟摆运动（附图1）

训练目的：牵引肩关节囊，增加肩关节囊弹性。

训练工具：1千克左右的手提沙袋。

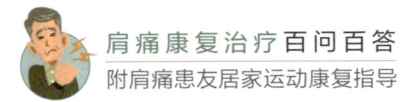

动作要领：弓步站立，右腿微屈在前，左腿伸直在后，右手扶住椅子，上半身稍向前倾，腰部挺直，患手提重物前后摆动。每次持续1分钟，休息15秒，重复3次。

注意事项：身体前倾时应保持腰部挺直，避免弯腰。摆动开始后，患肩应完全放松，跟随重物惯性自然摆动，此时患肩关节处能感受到牵拉感，摆动速度不宜过快。

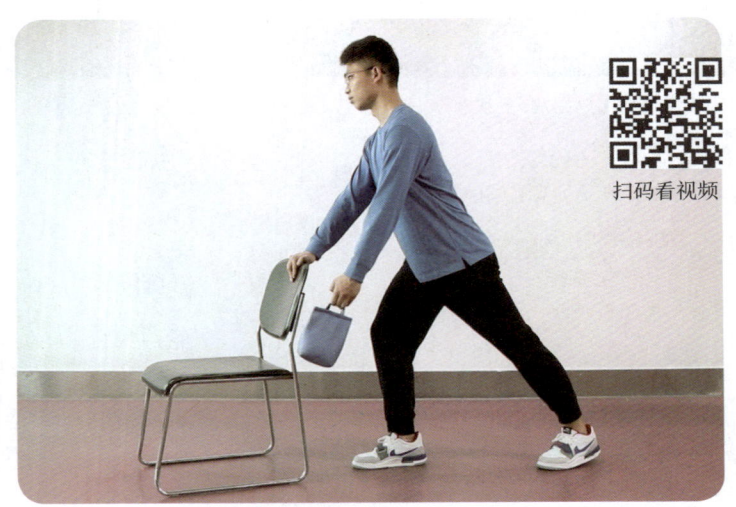

扫码看视频

附图1　钟摆运动

A2：坐位牵伸肩关节（附图2）

训练目的：牵引肩关节，改善肩关节囊弹性。

训练工具：不带轮子的椅子。

动作要领：端坐于椅子上，挺胸抬头收腹，左手拉住椅面，身体向右倾斜，左肩放松，直至感受到左肩有牵拉感，同时配合自然呼吸（鼻吸口呼）。深吸气时保持倾斜幅度不变，呼气时身体缓慢向右侧倾斜，随着呼

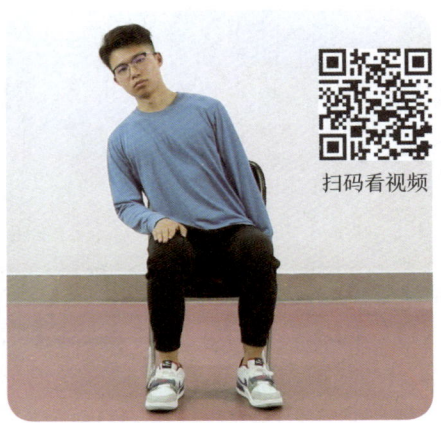

扫码看视频

附图2　坐位牵伸肩关节

吸节奏让身体逐步向右倾斜至左肩有拉拽感。每次牵伸持续1分钟，然后休息15秒，重复3次。

注意事项：动作开始前不能含胸驼背，向健侧倾斜的整个牵引过程应在无痛范围内进行，若出现不适应减轻拉力或者停止。

A3：肩关节囊前侧牵伸（附图3）

训练目的：牵引前侧肩关节囊。

训练工具：无需工具。

动作要领：自然站立位，双手置于背后，十指相扣，翻转手掌向下，此时挺胸抬头，缓慢深呼吸，感受肩前部牵伸感。深吸气，双手向后下方伸展，呼气，保持手部位置不变。随着呼吸节奏逐渐向后下方伸展。每次牵伸持续1分钟，然后休息15秒，重复3次。

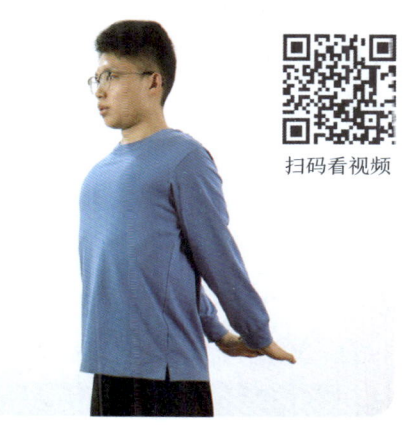

扫码看视频

附图3　肩关节囊前侧牵伸

注意事项：牵伸时要注意收腹，避免腰部过度伸展；手掌注意要向下翻转。

A4：肩关节囊后侧牵伸（附图4）

训练目的：牵引后侧关节囊。

动作要领：端坐位，抬头挺胸，左侧手置于右侧肩部，右侧前臂屈肘固定左侧手肘处向右侧牵拉，缓慢深呼吸，感受肩后部牵伸感；保持此动作，然后自然深呼吸。吸气时保持牵拉幅度不变，呼气时，逐渐向右侧牵拉左臂。每次牵伸持续1分钟，然后休息15秒，重复3次。

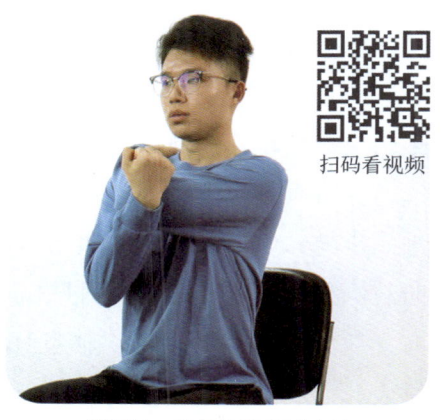

扫码看视频

附图4　肩关节囊后侧牵伸

注意事项：动作开始后要注意保

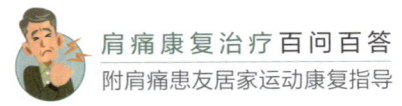

持躯干正直，不要转动。

A5：摸背训练（附图5）

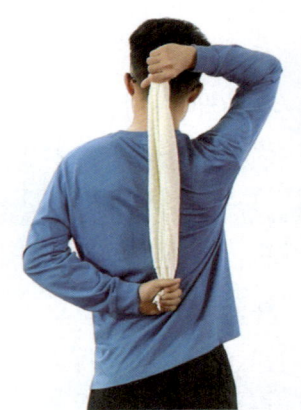

扫码看视频

训练目的：增加肩关节内旋后伸的活动度。

训练工具：家用毛巾一条。

动作要领：自然站立位，双手置于身后，右手在上，左手在下，握住毛巾两端，右手带动左手慢慢上移，患肩即将出现疼痛时停止，保持这个姿势，双手上下对拉5秒，然后缓慢返回到起始位置。重复此动作，每组8个，每次3组，每天3次。

附图5　摸背训练

注意事项：抓毛巾时左手掌心应向后，而非向前；动作开始后要注意收腹，避免腰部过度伸展。

A6：上斜方肌牵伸训练（附图6）

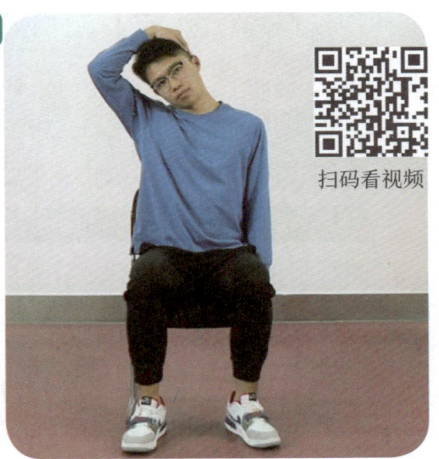

扫码看视频

训练目的：放松上斜方肌。

训练工具：椅子或凳子。

动作要领：端坐于椅子上，挺胸抬头沉肩收腹，微收下巴，左手拉住椅面或置于臀部下方以保持左肩固定，右手置于左耳处然后引导头向右侧屈，自然呼吸，感受左肩上部牵伸感，保持此动作，然后深呼吸。深吸气，保持头部位置不变，深呼气，头进一步向右侧屈，随着呼吸节奏逐渐

附图6　上斜方肌牵伸训练

向右侧移动，重复进行深呼吸6次，然后慢慢回到正中位置，回正过程中右手应给头适当的阻力。休息15秒，重复此动作，每组3个，每次1组，每天3次。

注意事项：若牵伸感减弱，可配合呼吸增加头部侧屈的幅度。

A7：肩胛提肌牵伸训练（附图7）

训练目的：放松肩胛提肌。

训练工具：椅子或凳子。

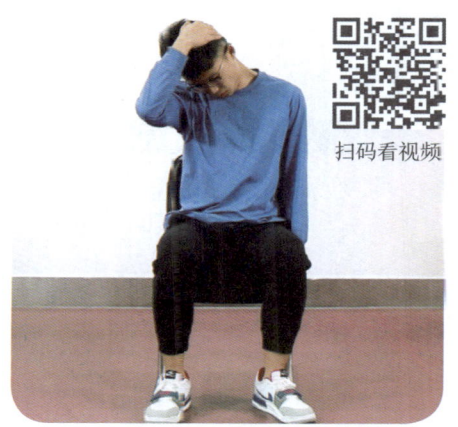

扫码看视频

动作要领：端坐于椅子上，抬头挺胸沉肩收腹，微收下巴，左手拉住椅面边缘或置于臀部下方以保持左肩固定；右手置于左耳处，引导头向右前方45°侧屈，自然呼吸，感受左肩后上部牵伸感，保持此动作，然后深呼吸（鼻吸口呼）。深吸气，保持头部位置不变；深呼气，头进一步向右前方屈曲。随着呼吸节奏逐渐向右前方侧屈，重复进行深呼吸6次，然后回到正中位置，休息15秒，重复此动作，每组3个，每次1组，每天3次。

附图7　肩胛提肌牵伸训练

注意事项：在牵伸过程中，应保持身体正直，避免含胸驼背；头回到中立位的过程中，动作应缓慢，右手需要给头适当的阻力；若牵伸过程中牵伸感减弱，可配合呼吸增加头部向右前方侧屈的幅度。

A8：菱形肌牵伸训练（附图8）

训练目的：放松菱形肌。

训练工具：椅子或凳子。

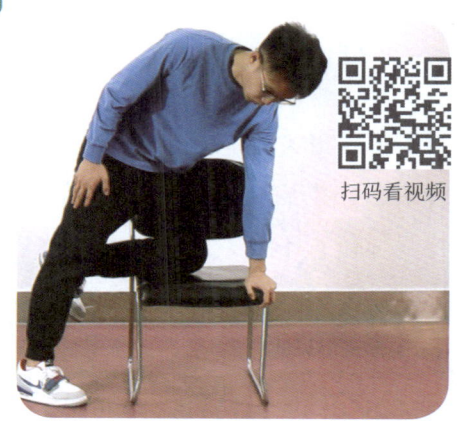

扫码看视频

动作要领：面朝凳子，自然站立，左膝跪在凳子上，右膝微屈，用左手抓住椅面右边缘，然后伸直右膝，身体同时上移，感受左肩胛骨和脊柱之间的肌肉牵拉感，保持此动作，然后深呼吸。深吸气，保持身体位置不变；深呼气，身体进

附图8　菱形肌牵伸训练

一步上移。重复进行深呼吸6次，然后回到站立位，休息15秒，重复此动作，每组3个，每次1组，每天3次。

注意事项：菱形肌被牵伸的长度有限，容易达到极限位置，牵伸过程中有明显的牵拉感即可，不必过分追求牵伸幅度；牵伸感位于肩胛骨和肌肉之间的位置。

A9：胸大肌牵伸训练（附图9）

训练目的：放松胸大肌。

动作要领：站在墙面拐角处，左脚在前，右脚在后，呈弓箭步站立，左手肘平贴于墙，略高于肩部，挺胸抬头收腹，身体前移直至胸大肌有牵拉感，保持此动作，然后深呼吸。深吸气，保持身体位置不变；深呼气，身体进一步前移，重复进行深呼吸6次，然后回到站立位，休息15秒，重复此动作，每组3个，每次1组，每天3次。

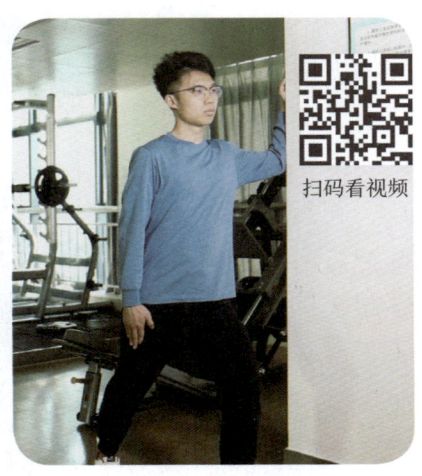

扫码看视频

附图9　胸大肌牵伸训练

注意事项：若牵伸过程中牵伸感减弱，可配合呼吸增加身体前移或身体右转度，增强拉伸感。

A10：冈下肌牵伸训练（附图10）

训练目的：放松冈下肌。

动作要领：站于墙旁，背对墙面（左脚在后，右脚在前），左手放于下腰部，掌心向后；左手肘部靠在门框处，身体向后平移（避免身体旋转），感受肩膀后部的牵伸感，保持此动作，然后深呼吸。深吸气，保持身体位置不变；深呼气，身体进一步后移。重复进行深呼吸6次，然后回到站立位，休息15秒，重复此动作，每组3个，每次1组，每天3次。

注意事项：若牵伸过程中牵伸感减弱，可配合呼吸增加身体后移幅度，增强拉伸感。

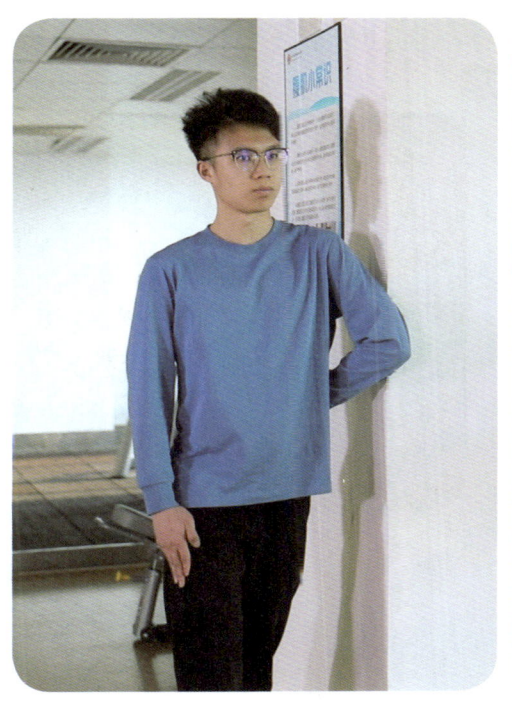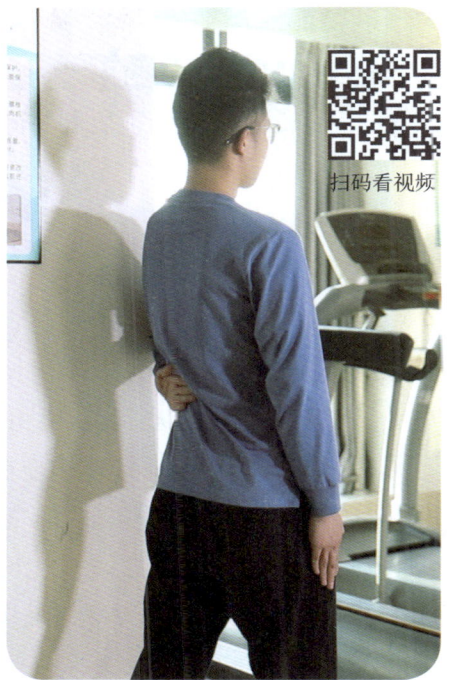

扫码看视频

附图10　冈下肌牵伸训练

A11：小圆肌牵伸训练（附图11）

训练目的：拉伸小圆肌。

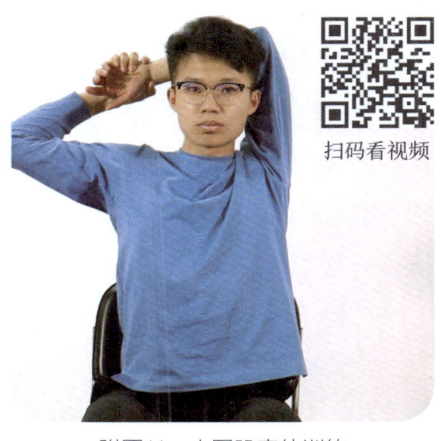

扫码看视频

动作要领：坐位，双手举过头顶置于头后部，右手握住左手手腕，然后向右牵拉，保持拉伸动作，然后进行深呼吸。深吸气，左手臂位置保持不变；深呼气时，进一步向右侧拉伸左手臂，重复进行深呼吸6次，然后回到起始位，休息15秒，重复此动作，每组3个，每次1组，每天3次。

附图11　小圆肌牵伸训练

注意事项：若牵伸过程中牵伸感减弱，可配合呼吸增加动作幅度。

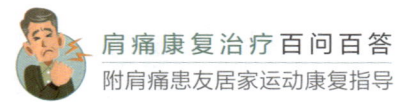
（3）增强肩关节肌肉力量的训练方法（B类）。

B1：肩外旋抗阻训练（附图12）

训练目的：增强冈下肌和小圆肌的肌肉力量，增加肩关节后方稳定性。

训练工具：弹力带。

动作要领：站立位，将弹力带固定于身体右侧，挺胸抬头收腹，左手掌心朝上握住弹力带，左手手肘贴近身体，然后肩关节缓慢发力进行向外旋转动作。动作末端保持5秒，回到初始位置。做动作的过

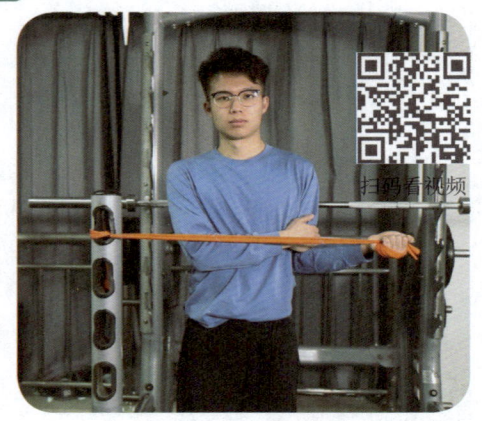
附图12　肩外旋抗阻训练

扫码看视频

程中，需要配合呼吸，呼气时肩关节外旋，吸气时回到初始位置。每组15个，每次3组，每天3次。

注意事项：运动过程中，身体保持不动，不要旋转；肩关节旋转过程中，手肘应紧贴身体，不要离开，可在手肘与身体之间夹块折叠的薄毛巾；弹力带固定在与肘关节高度接近的位置，可根据与固定点的距离调节弹力带的阻力大小，例如远离固定点，即可增加阻力；靠近固定点，减小阻力。

B2：肩内旋抗阻训练（附图13）

训练目的：加强肩袖肌群中肩胛下肌的力量，增加肩关节下方和前方的稳定性。

训练工具：弹力带。

动作要领：将弹力带固定于身体右侧，采取站立位，挺胸抬头收腹，左手掌心朝上握住弹力带，左手手肘贴近身体，然后肩关节缓慢

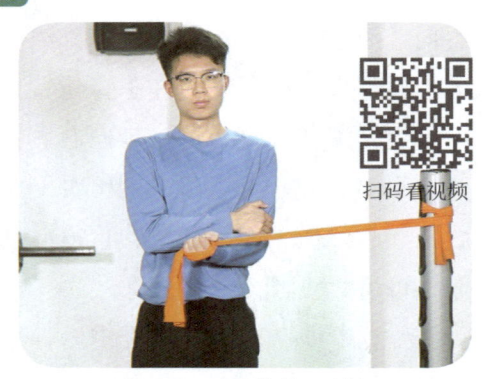
扫码看视频

附图13　肩内旋抗阻训练

发力进行向内旋转动作，动作末端保持5秒钟，回到初始位置。做动作的过程中，需要配合呼吸，呼气时肩关节内旋，吸气时回到初始位置。每组15个，每次3组，每天3次。

注意事项：运动过程中，身体保持不动，不要旋转；肩关节旋转过程中，手肘应紧贴身体，不要离开，可在手肘与身体之间夹块折叠的薄毛巾；弹力带固定在与肘关节高度接近的位置，可根据与固定点的距离调节弹力带的阻力大小，例如远离固定点，即可增加阻力；靠近固定点，减小阻力。

B3：肩后伸抗阻训练（划船抗阻）（附图14）

训练目的：加强肩关节后伸的肌肉力量。

训练工具：弹力带。

动作要领：站立位，挺胸抬头收腹，将弹力带固定于身体前方，双手握弹力带在身体两侧，屈肘约90°，向后发力拉伸弹力带。动作末端保持5秒，然后回到初始位置。做动作的过程中，需要配合呼吸，呼气时向后发力，吸气时回到初始位置。每组15个，每次3组，每天3次。

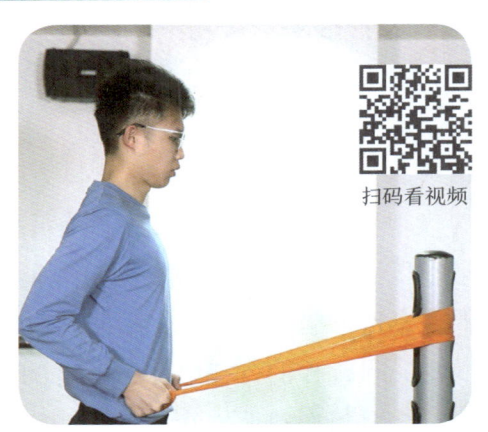

扫码看视频

附图14　肩后伸抗阻训练

注意事项：弹力带固定在与肘关节高度接近的位置，可根据与固定点的距离调节弹力带的阻力大小，例如远离固定点，即可增加阻力；靠近固定点，减小阻力；运动过程中，两侧肩胛骨应始终保持收紧，不要放松。

B4：肩外展抗阻训练（附图15）

训练目的：增强肩外展肌肉力量及肩关节的运动节律。

训练工具：弹力带。

动作要领：站立位，将弹力带固定在右脚底，左侧手握紧弹力带（大拇指朝上），挺胸抬头沉肩收腹，在肩胛骨平面发力拉伸弹力带。动作末端保持5秒，然后回到初始位置。做动作的过程中，需要配合呼吸，呼气时向外发力，吸气时回到初始位置。每组15个，每次3组，每天3次。

注意事项：动作要轻柔缓和，速度不宜过快；站立时保持收腹，且身体正直，不要向一侧倾斜；应在肩胛骨平面进行此动作。

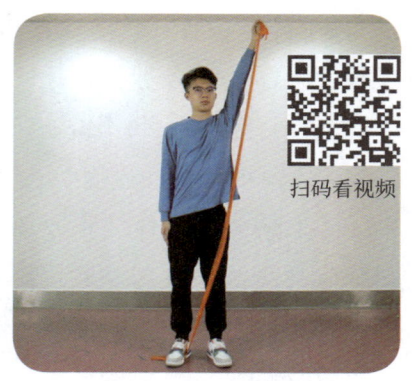

附图15　肩外展抗阻训练

B5：坐位肩前屈抗阻训练（附图16）

训练目的：增强肩前屈肌肉力量。

训练工具：弹力带。

动作要领：右手握住弹力带一端，放在右腿上，左手握紧弹力带（大拇指朝上），坐位挺胸抬头沉肩收腹，左手向前上方发力拉伸弹力带。动作末端保持5秒，然后回到初始位置。做动作的过程中，需要配合呼吸，呼气时向前上方发力，吸气时回到初始位置。每组15个，每次3组，每天3次。

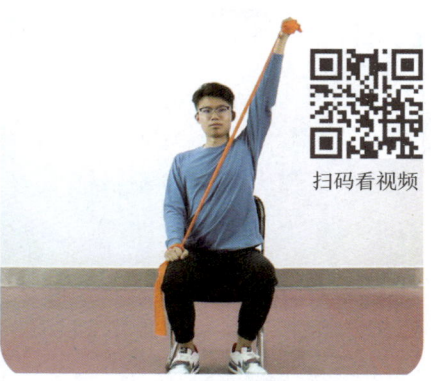

附图16　坐位肩前屈抗阻训练

注意事项：动作应在无痛范围内进行，不可引起疼痛，动作要轻柔缓和，速度不宜过快。

B6：抗阻摸背训练（附图17）

训练目的：增加肩后伸内旋的活动度及相关肌肉力量。

训练工具：弹力带。

动作要领：将弹力带固定于身体后

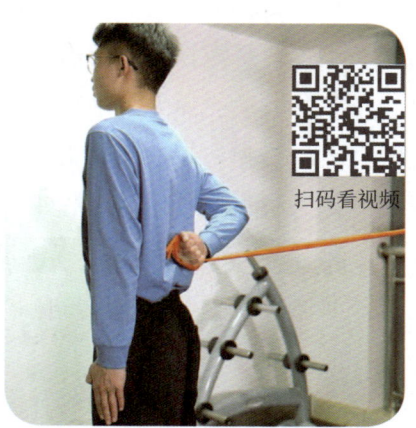

附图17　抗阻摸背训练

方，站立位挺胸抬头收腹，右手握弹力带在身体一侧，然后向前迈步拉紧弹力带，接着右手做摸背动作，掌心向后，大拇指朝上。动作末端保持3秒，然后回到初始位置。做动作的过程中，需要配合呼吸，呼气时发力，吸气时回到初始位置。每组15个，每次3组，每天3次。

注意事项：将弹力带固定在高于肘关节高度的位置。摸背时，肩胛骨前倾。

B7：肩胛骨前伸训练（附图18）

训练目的：增加前锯肌力量。

动作要领：俯卧撑体位（双侧上肢伸直支撑在椅子上，双手置于肩膀正下方，双脚与肩同宽，身体绷直。如果无法维持此体位，可以降低难度改为双膝着地的跪撑位）。双手用力推撑椅子，将后背撑起，动作末端保持5秒，然后缓慢返回起始位置。动作过程中，配合呼吸，呼气时发力推撑，吸气时回到初始位置。每组10个，每次3组，每天3次。

注意事项：整个动作过程中，肘部始终保持伸直，不要弯曲手臂；推撑过程中注意收腹，不要塌腰。

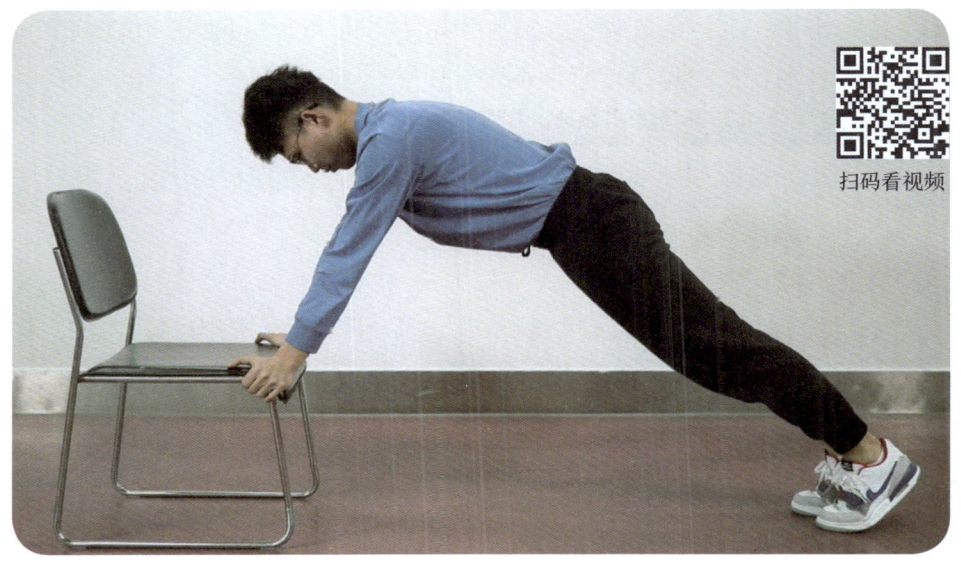

扫码看视频

附图18 肩胛骨前伸训练

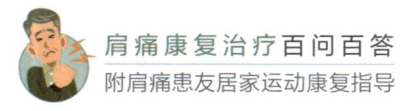
（4）增强肩关节稳定性的运动方法（C类）。

C1：坐位"T"式训练（附图19）

训练目的：锻炼肩部水平外展肌群和肩胛骨后缩肌群的力量，增加肩关节的稳定性。

训练工具：弹力带。

动作要领：端坐在椅子上，挺胸抬头沉肩收腹，双手分别握住弹力带两侧，掌心朝上，手臂上抬约80°，手肘伸直，然后在肩胛骨保持夹紧的情况下，双手做水平外拉动作。动作末端保

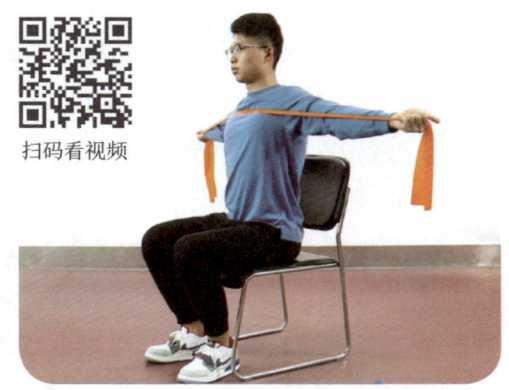

扫码看视频

附图19　坐位"T"式训练

持5秒，然后缓慢返回到起始位置。做动作的过程中，需要配合呼吸，呼气时发力做水平外拉，吸气时回到初始位置。每组15个，每次3组，每天3次。

注意事项：在运动过程中，肩胛骨始终保持夹紧，不要松开；整个动作过程中，肘部始终保持伸直，不要弯曲手臂。

C2：坐位"Y"式训练（附图20）

训练目的：锻炼肩部外展肌群力量和肩胛骨后缩肌群的力量，同时增强肩关节的稳定性。

训练工具：弹力带。

动作要领：端坐在椅子上，挺胸抬头沉肩收腹，双脚固定弹力带，双手握住弹力带两端，大拇指朝上，手肘伸直，然后在肩胛骨保持夹紧的情况下，双手做外上举动作（呈现"Y"字形）。动作末端保持5秒，然后缓慢回到起始位置。做动作的过程中，需配合呼吸，呼气时发力做外上举动作，吸气时回到初始位置。每组15个，每次3组，每天3次。

注意事项：通过身体伸展带动手臂外上举。

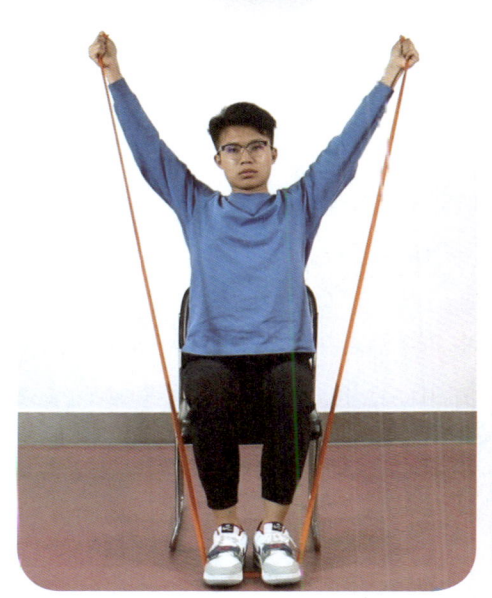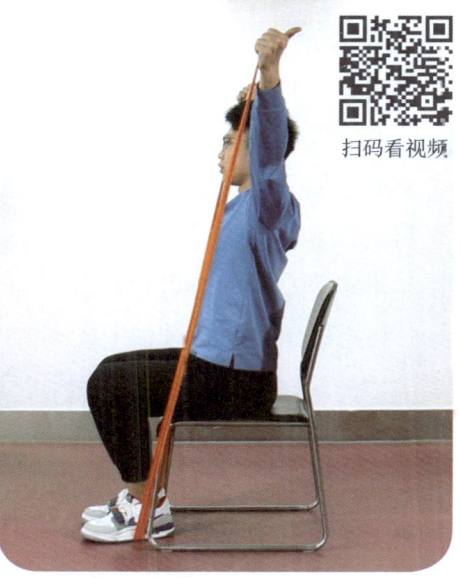

扫码看视频

附图20　坐位"Y"式训练

C3：站立位上肢"抽刀式"抗阻训练（附图21）

训练目的：增强肩关节的控制力及稳定性。

训练工具：弹力带。

动作要领：站立位，将弹力带固定在右脚底，左手握紧弹力带置于右侧腰部，然后做"抽刀""亮刀"动作。动作末端保持3秒，然后回到初始位置。做动作的过程中，配合呼吸，呼气时向左上方发力，吸气时回到初始位。每组15个，每次3组，每天3次。

注意事项：运动过程中保持挺胸收腹，眼睛应始终盯住左手；"抽刀"过

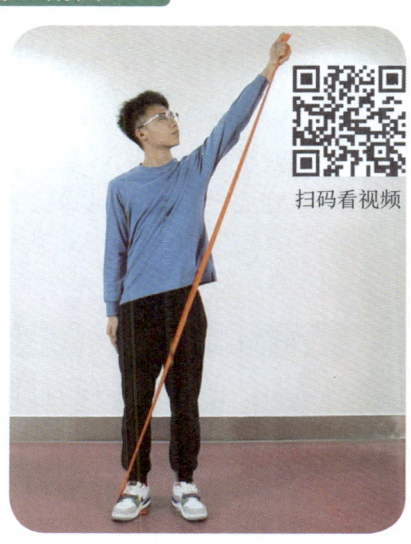

扫码看视频

附图21　站立位上肢"抽刀式"抗阻训练

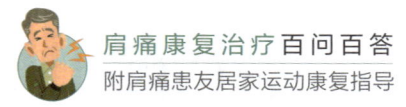

程中，手臂有旋转动作，动作结束时，掌心应朝向前上方。

C4：爬行训练（附图22）

训练目的：增加肩关节的稳定性。

训练工具：瑜伽垫。

动作要领：起始位为站立位，然后弯腰双手撑在地面上向前爬行，直至到达难以维持身体稳定的位置，然后双手慢慢向后移动回到初始位置。每组6个，每次3组，每天3次。

注意事项：爬行过程中，不要屏气，应保持自然呼吸。在向前爬行过程中，注意保持收腹状态，躯干应尽可能保持平稳，避免大幅度摆动。

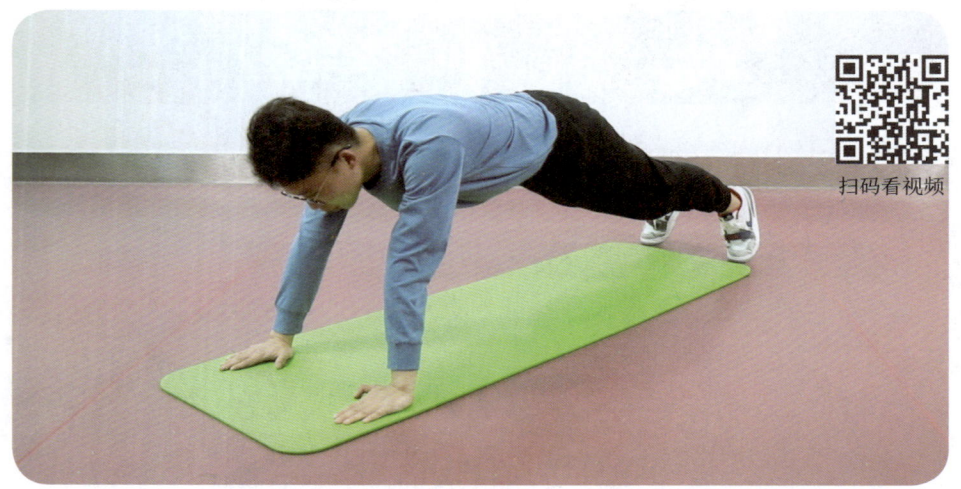

扫码看视频

附图22　爬行训练

C5：俯卧推球训练（附图23）

训练目的：增加肩关节的稳定性。

训练工具：瑜伽球。

动作要领：准备一个直径约65厘米的瑜伽球，面向球站立，然后弯腰双手撑在球上，双脚慢慢后移，直至到达难以维持身体稳定的位置，然后双脚慢慢向前移回原来位置。动作过程中保持自然呼吸，不要屏气。

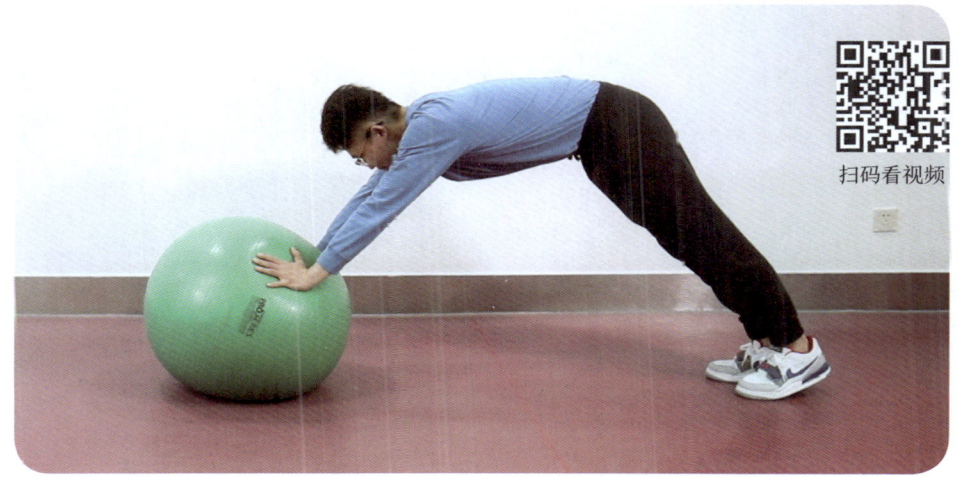

扫码看视频

附图23　俯卧推球训练

每组6个，每次3组，每天3次。

　　注意事项：此动作难度系数较高，最好在有人保护的情况下进行；在双脚后退的过程中，应注意保持收腹状态，躯干尽可能保持平稳，避免大幅度摆动。